お医者さんが薦める おいしい減塩レシピ

大塚 亮

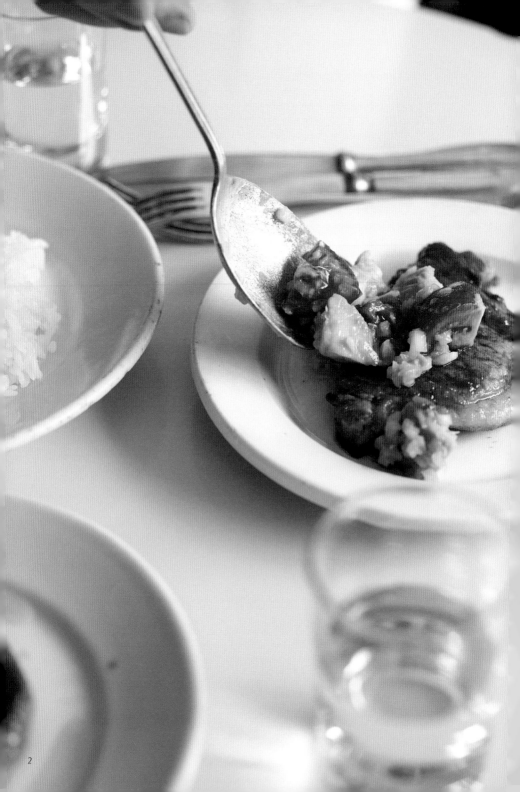

はじめに

　日本人は、現在のところ 4000 万人以上が高血圧といわれており、そのうち 900 万人が治療を受けています。かねてから日本人の高血圧の最大の原因は、食塩摂取量の多さだといわれ続けています。食塩を過剰にとると、血液中の塩分濃度が高くなります。すると濃度を調整するために、体内の水分が血液中に集まり、薄めます。その結果、血液の量が増え、血圧が上昇するのです。さらに、血液中の塩分を早く処理するために心臓は腎臓により多くの血液を送り込み、腎臓以外にもさまざまな臓器に負担をかけることになります。

　日本高血圧学会は食塩摂取目標を1日6gとしていますが、世界保健機関 (WHO) は、5g 未満とすることを強く推奨しています。現在の日本人が1日に摂取している食塩の量は、過去 10 年間の食塩摂取量の平均値を見ると年々減ってきていますが、それでも現在のところ男性 10.9g、女性 9.3g です。諸外国と比較すると、男女総数で日本 9.9g、オーストラリア 6.2g、フランス 7.5g、イギリス 8.0g、アメリカ 9.0g となっており、日本人の食塩摂取量の多さに驚きます。

　高血圧の原因としては、食塩以外にも、糖質のとりすぎによる高血糖、内臓脂肪の増加、運動不足、ストレス、過労、睡眠時無呼吸症候群などいろいろあります。これらが複雑に影響し合っていることも多々あります。しかし、今高血圧で治療中の方も、まだ正常域の方も、まずは本書を活用して生活習慣の要となる食事を見直し、自然と減塩、糖質の制限など気をつけるべきことが習慣的に意識できるようになれば、さまざまな高血圧リスクを減らしていけると思います。

医学博士・循環器専門医

大塚　亮

Contents

1. 減塩の主菜

2. 減塩の副菜

3. 減塩の汁もの

4. 減塩のごはんもの

5. 減塩のめん・パン

Column

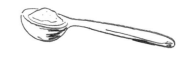

この本の使い方

・大さじ 1 は 15㎖、小さじ 1 は 5㎖、1 カップは 200㎖です。

・電子レンジは 600W の場合の目安です。500W の場合、加熱時間は 2 割増にしてください。

・オーブントースターは標準的な機種を基準にしていますが、様子を見て加熱時間を調節してください。

・それぞれのレシピに 1 人分の塩分量とエネルギーの数値を記載しています。

・厳密な塩分制限が必要な方は、医師の指示に従ってください。

高血圧の怖さを知ろう

　いまや国民病といわれている「高血圧」。日本人の三大死因は、がん、心臓病、脳卒中ですが、このうち心臓病と脳卒中は、高血圧が主な原因のひとつ。日本の高血圧患者数は、約4300万人といわれています。

　一般的に高血圧とは、血圧が基準値（140/90mmHg）以上の状態になり、その状態が長く続くことをいいます。高血圧を放置しておくと、動脈硬化（動脈の壁が厚くなったり、硬くなったりして働きが悪くなること）の引き金になり、やがて心臓病や寝たきりの原因にもなる脳卒中などの重篤な病気の発症リスクを高めます。また腎臓にも負担がかかるため、腎臓病を引き起こす可能性も高く、最悪の場合、透析が必要になってしまうこともあります。

　高血圧は、自覚症状がほとんどないまま病気が進行することが多いため、「サイレントキラー」と呼ばれるおそろしい病気。早期発見、早期治療を行うことが、とても重要になります。できるなら高血圧にならないような習慣を若いうちから意識しているべきですが、健康診断などで血圧が高いと言われた場合は、

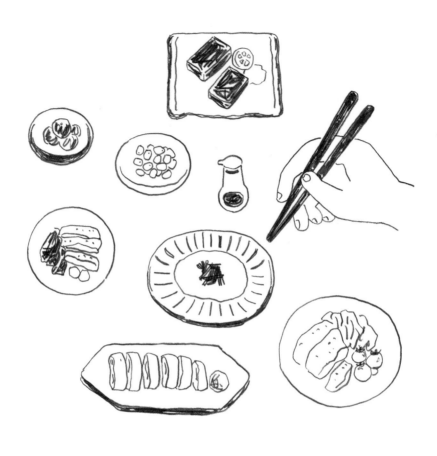

まずは正しい指導に基づく食事療法、運動療法を行いましょう。しかし、すでに薬物療法が必要な高血圧と診断された場合は、処方された薬をきちんと飲みながら、食事や運動をすることが大切です。高血圧の心当たりがある場合は、早めの受診をおすすめします。

「食塩感受性高血圧」と
「食塩非感受性高血圧」

　高血圧には、塩分の影響を受けやすいタイプ=「食塩感受性高血圧」と、そうでないタイプ=「食塩非感受性高血圧」があります。治療面からみると、塩分を控えることで血圧が改善されやすいタイプと、そうでないタイプということもできます。通常、体内には血液中の塩分（ナトリウム）濃度を一定に保つ機能が備わっています。塩分濃度が低下すれば腎臓で再吸収し、反対に濃度が高くなれば腎臓から排出する機能です。

　ところが、食塩感受性タイプの人は腎臓でのナトリウム排出機能に障害が生じやすいのです。塩分を多くとりすぎると、腎臓の塩分排出を担う遺伝子の働きが悪くなり、血液中のナトリウム濃度が上昇します。ナトリウムは水分と結びつきやすいため血液量が増え、その結果、血圧が上昇するのです。

　高血圧の治療を受けている場合、減塩によって顕著な血圧の改善がみられる方は、「食塩感受性高血圧」である可能性が高いとされます。「食塩感受性高血圧」の場合、心臓や血管などにかかる負担が大きく、「食塩非感受性高血圧」と比較すると、

心臓病や脳血管障害を発症するリスクが2倍以上に。「食塩非感受性高血圧」は内分泌系の異常、自律神経系の異常、遺伝的要因などで心血管の肥大肥厚や血管緊張の増大を引き起こし、血管抵抗が上昇します。同じ高血圧といっても、食塩感受性タイプは「ナトリウムの調節障害」、食塩非感受性タイプは「血管抵抗の上昇」と、発症の主な要因には大きな違いがあるのです。

　高血圧と診断されたら、まず減塩を試して、血圧が下がったら食塩感受性タイプ。減塩に努めるとともに、血圧を下げる作用のあるカリウムを積極的にとることが推奨されます。カリウムは食塩を摂取したときの血圧上昇を抑える働きを持っており、その主なメカニズムとして、腎臓で排出されたナトリウムが再度吸収されてしまうのを防ぎ、尿へ排泄されやすくしたり（ナトリウム利尿）、体内を循環している血液量や心臓から全身に送り出される血液量の増加を抑える働きなどが挙げられます。ただし食塩非感受性高血圧であっても、腎臓保護のために減塩することをおすすめします。

おいしく減塩するコツ

「減塩しなきゃ！」と考えすぎると、作ること、食べることが楽しめなくなってしまう場合も。そこで料理家の近藤幸子さんに、無理なく、おいしく減塩をするコツを9つ、教えていただきました。

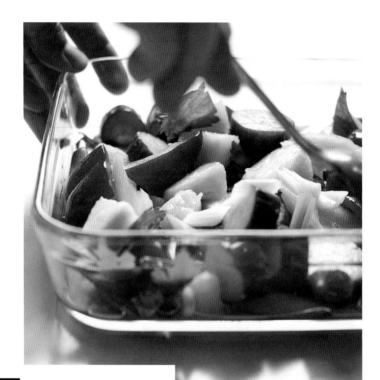

コツ その1

酸味や甘みを加える

酢をはじめ、レモンやゆずなどのかんきつ類の果汁、トマトなどの酸味は、アクセントになるだけでなく、塩味を強く感じさせる効果があるため、減塩に役立ちます。酢は加熱するとうまみが増し、料理にコクを出す作用も。甘みを足してもOK。

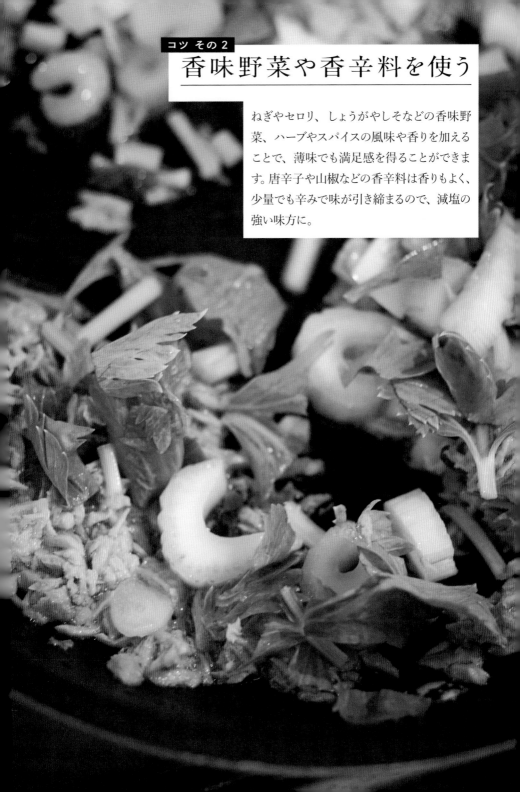

香味野菜や香辛料を使う

ねぎやセロリ、しょうがやしそなどの香味野菜、ハーブやスパイスの風味や香りを加えることで、薄味でも満足感を得ることができます。唐辛子や山椒などの香辛料は香りもよく、少量でも辛みで味が引き締まるので、減塩の強い味方に。

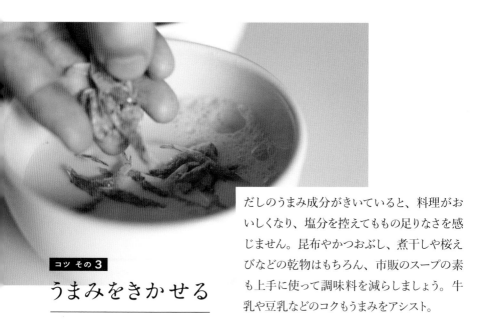

うまみをきかせる

だしのうまみ成分がきいていると、料理がおいしくなり、塩分を控えてももの足りなさを感じません。昆布やかつおぶし、煮干しや桜えびなどの乾物はもちろん、市販のスープの素も上手に使って調味料を減らしましょう。牛乳や豆乳などのコクもうまみをアシスト。

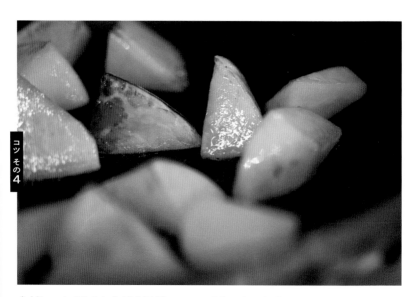

焼き目をつけて香ばしく

食材にこんがりとした焼き目がついていると、おいしそうに見えるのはもちろん、香ばしい香りがします。この香ばしさは味覚において大事な役割を果たすため、味つけを控えめにしても十分おいしく仕上がります。

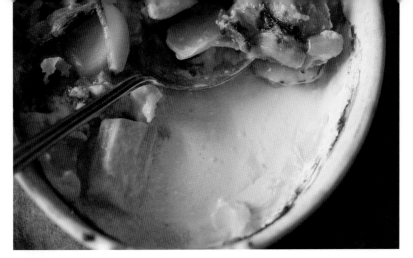

コツ その5

とろみをつける

とろみがあると食材にからみやすく、舌にとどまる時間が長くなるので、味を感じやすくなります。生クリームを使ったソースやうまみをきかせたあんなどを使った料理は、減塩につながり、体もあたたまるので、ぜひとり入れて。

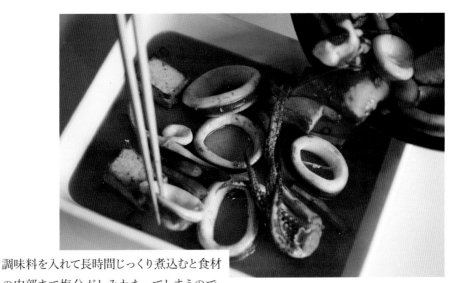

調味料を入れて長時間じっくり煮込むと食材の内部まで塩分がしみわたってしまうので、煮る場合はさっと短時間で。少量の水で蒸し焼きにしたり、焼いてから味つけしたりと、素材本来のうまみを引き出す火の入れ方は、調理時間の短縮にもなります。

コツ その6

じっくり煮込まない

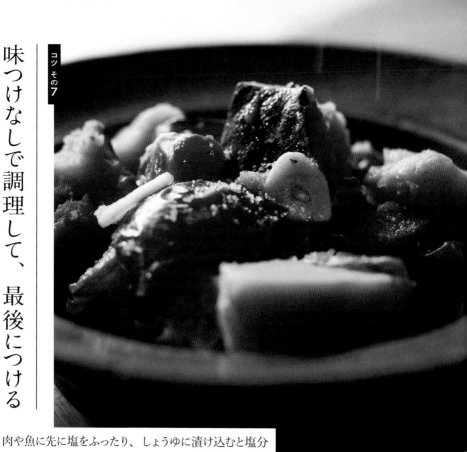

味つけなしで調理して、最後につける

肉や魚に先に塩をふったり、しょうゆに漬け込むと塩分が多くなるので、下味はつけないこと。舌は食材の表面についている味を感じるため、仕上げに使う塩やしょうゆが少量でも、味をしっかり感じることができます。塩は結晶が細かい天然塩がおすすめ。

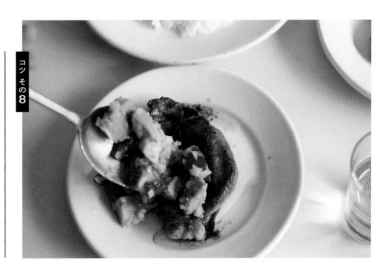

全体に塩けをつけず、一極集中的に使う

味つけを均一にせず、表面にだけ塩をふる、味つけを
せずにあとからたれをかけるなど、限定的にすることで
メリハリが生まれ、塩分を抑えることができます。主菜
にしっかり味をつけたら副菜は控えるなど、1食の中で
もメリハリをつけて、単調にならないように工夫を。

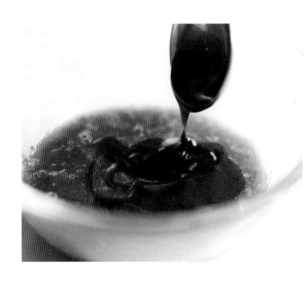

しょうゆやみそに比べて、ソー
スやめんつゆ、トマトケチャッ
プやマヨネーズ、ぽん酢は意外
と塩分が少なめ。風味豊かで
料理がおいしく仕上がるので、
うまく活用しましょう。ただし使
いすぎには要注意！

塩分が少なく、風味のある調味料を使う

とりたい *11* の栄養素

1.

カリウム

体内の余分なナトリウム（食塩の主成分）の排泄を促して血圧を下げる作用があるため、積極的にとること。水溶性で、加熱するとゆで汁などに溶け出すため、できるだけ生でとるとよい。

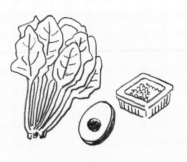

◎多く含む食材

ほうれんそう、モロヘイヤ、ゆりね、アボカド、納豆、大豆、あおさ、とろろ昆布、バナナ、いも類

2.

マグネシウム

血管の緊張をとき、炎症から血管を防護する役割を果たす。食生活の乱れやアルコール、過度な運動、妊娠や腎臓機能の低下のほか、特にストレスが原因で不足するので要注意。

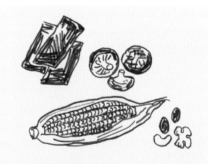

◎多く含む食材

海藻、魚介類、穀類、きのこ類、ごま、オクラ、アーモンド、とうもろこし、大豆製品、バナナ、ココア

高血圧の治療や予防の観点から1日の食塩摂取量の目標量は 6g 未満。塩分に気をつけることに加え、血管を若返らせる、血液の流れをよくするなどの働きがある栄養素を積極的にとりましょう。

3、 <u>ビタミンC</u>

4、 <u>ビタミンE</u>

5、 <u>ビタミンA</u>

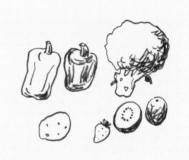

どれもビタミン類の中で抗酸化作用が強く、動脈硬化の予防に必要とされる。ビタミン E は酸化しやすい性質を持つため、血管壁を強くするとされるビタミン C と一緒にとると効果的。

◎ビタミンCを多く含む食材
ピーマン（赤、黄）、ブロッコリー、菜の花、キャベツ、じゃがいも、キウイ

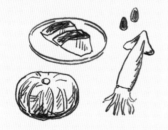

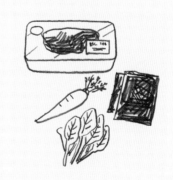

◎ビタミンEを多く含む食材
アーモンド、モロヘイヤ、かぼちゃ、ほうれんそう、うなぎ、いか、ぶり、米油

◎ビタミンAを多く含む食材
レバー（鶏、豚）、うなぎ、焼きのり、モロヘイヤ、にんじん、ピーマン

6、　リコピン

トマトに含まれる赤い色素で、非常に強い抗酸化作用を持つ。効力はβ-カロテンの2倍以上、ビタミンEの約100倍ともいわれ、LDLコレステロールの酸化(悪玉化)を抑制したり、血管内皮細胞の障害を防ぐ。

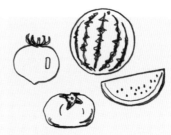

◎多く含む食材

トマト、金時にんじん、すいか、柿、あんず、パパイヤ、マンゴー

7、　ケルセチン

ポリフェノールの一種であるケルセチンは野菜や果物、茶などに広く含まれるフラボノイド。特に玉ねぎによく含まれており、濃縮玉ねぎエキスの摂取によって、食後の血管内皮機能が改善されたという報告がある。

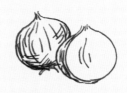

◎多く含む食材　玉ねぎ

8、　アリシン

にんにく特有の香りのもとであるアリシンは、システインというアミノ酸と結合してS-アリルシステインという成分となり、吸収・代謝されて末梢血管を拡張。また加熱によって生成される硫黄化合物(スルフィド類)は血液中の血小板の粘着力を弱める作用(血小板凝集抑制作用)があり、血液の流動性を高めて血圧を下げる作用を持つ。にんにくを食べた後に体内で生成される硫化水素にも末梢血管の壁にある筋肉(平滑筋)をゆるませ、血圧を下げる作用がある。

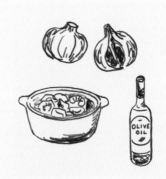

◎多く含む食材

にんにく(アヒージョやバーニャカウダなど、オリーブオイルと調理するとよい)

9.

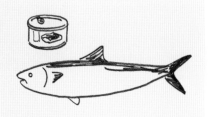

サーディンペプチド

血圧を上昇させるアンジオテンシンⅡの
生成を抑え、血圧を下げるといわれる。
さばやいわしに多く含まれており、缶詰
は、できれば汁まで使うとよい。

◎多く含む食材　さば、いわし

10.

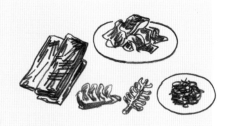

フコイダン

水溶性食物繊維のフコイダンは血管内
皮細胞に作用。血管内皮の酵素（一酸
化窒素合成酵素）を活性化させ、血管
内皮細胞からNO（一酸化窒素 ※P111
参照）が作られて血管をゆるませる。

◎多く含む食材
海藻類（昆布、めかぶ、もずく、わかめ）

11.

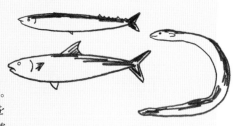

EPA

摂取することで収縮期血圧が下がる。
さらに血小板の活性化を防ぎ、血栓を
できにくくしたり、血管に生じる炎症（酸
化したコレステロールと白血球の反応で
動脈硬化の一因に）を抑える作用により
動脈硬化の進行を防ぐ。

◎多く含む食材
さんま、さば、あなご、いわし、まぐろ、
さけ、ツナ缶

1. 減塩の主菜

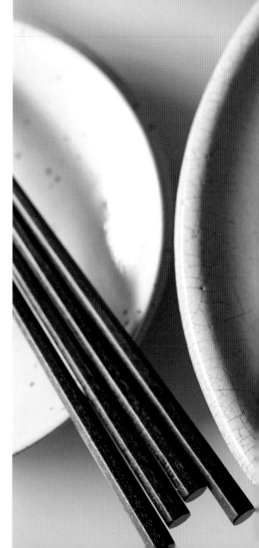

豚こまとキャベツの蒸し焼き ねぎしょうがだれ

(1人分)

塩分量 **1.4** g

209 kcal

材料 (2 人分)

豚こまぎれ肉 —— 200g
キャベツ —— 1/4 個
水 —— 大さじ 4
〈A〉
　ねぎ (みじん切り) —— 1/3 本分
　しょうが (すりおろし) —— 1/2 かけ分
　しょうゆ —— 大さじ 1
　ごま油 —— 大さじ 1/2

つくり方

1. 〈A〉はまぜ合わせて 5 分ほどおく。

2. フライパンに豚肉、ざく切りにした
   キャベツを広げ、水を加える。ふた
   をして、中火で 8 分ほど蒸し焼きに
   する。

3. 器に盛り、1 をかける。

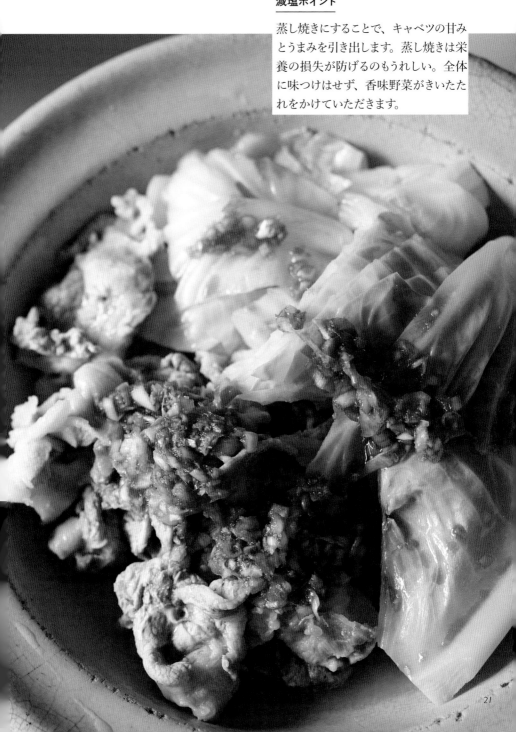

減塩ポイント

蒸し焼きにすることで、キャベツの甘み
とうまみを引き出します。蒸し焼きは栄
養の損失が防げるのもうれしい。全体
に味つけはせず、香味野菜がきいたた
れをかけていただきます。

21

ポークソテー
アボカドトマトソース

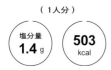

（1人分）

塩分量
1.4 g

503
kcal

材料（2 人分）

豚ロース肉（ソテー用）—— 2枚
小麦粉 —— 大さじ 1/2
しょうゆ —— 大さじ 1
〈A〉
　アボカド（2cm 角に切る）—— 1個分
　トマト（2cm 角に切る）—— 1/2 個分
　玉ねぎ（みじん切り）—— 1/4 個分
　にんにく（すりおろし）—— 1/2 かけ分
　レモン果汁 —— 小さじ 1/2
オリーブオイル —— 小さじ 1

つくり方

1. 豚肉は筋を切り、包丁の背でたたき、小麦粉をまぶす。

2. フライパンにオリーブオイルを入れて強火で熱し、フライパンが熱くなってきたら強めの中火で3分ほど蒸し焼きにする。ふたをとり、水分をとばしながら香ばしい色に焼き上げる。ひっくり返してさらに2分ほど焼き上げ、しょうゆを回し入れる。

3. 器に焼き汁とともに盛り、まぜ合わせた〈A〉をかける。

減塩ポイント

しょうゆで味をつけるのは豚肉だけ。焼いた肉の香ばしさにソースのトマトとレモンの酸味、アボカドのコクが加わることで、味と香りに奥行きが出ます。

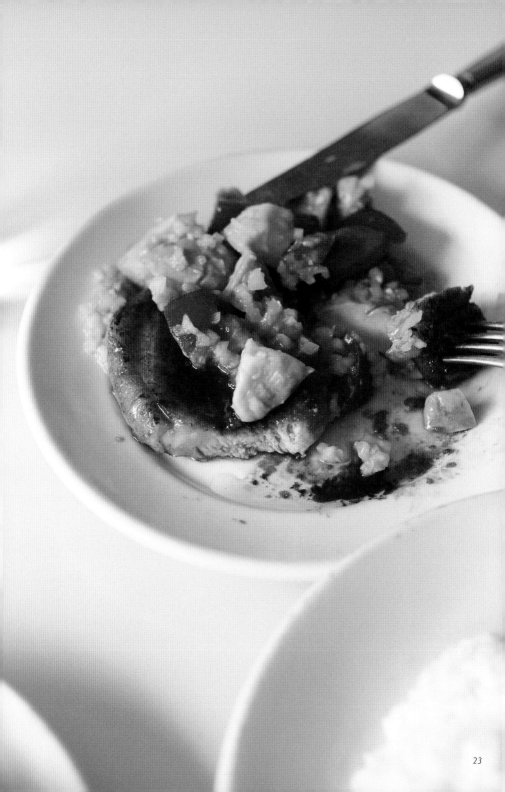

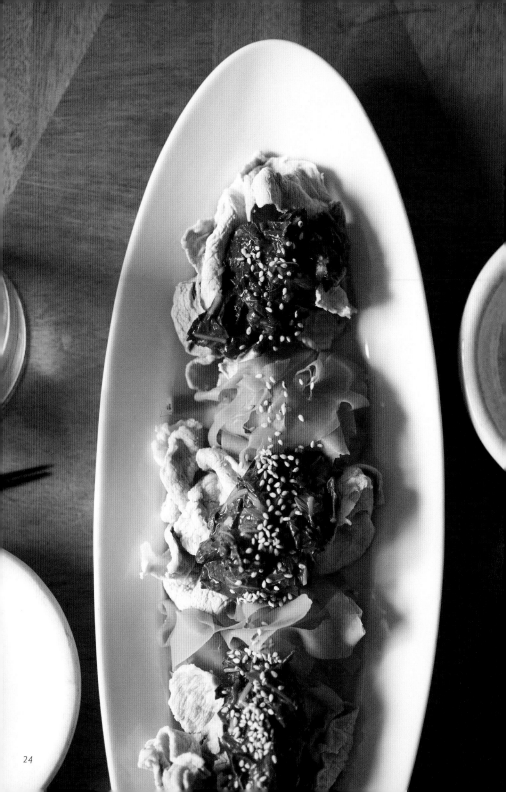

ゆで肉のモロヘイヤがけ

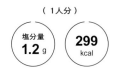

(1人分)

塩分量 **1.2** g

299 kcal

材料 (2 人分)

豚肉 (しゃぶしゃぶ用) —— 200g
にんじん —— 1/2 本
モロヘイヤ —— 1/2 袋 (50g)
〈A〉
　梅干し (塩分 8%) —— 1 個 (正味 15g)
　しょうが (すりおろし) —— 小さじ 1/2
　めんつゆ (3 倍濃縮) —— 大さじ 1/2
　水 —— 大さじ 2
白いりごま —— 小さじ 1

つくり方

1. にんじんはピーラーで薄切りにする。

2. 鍋に湯を沸かし、モロヘイヤをゆでる。

3. 同じ湯で 1 としゃぶしゃぶ肉をゆでる。

4. 2 はざく切りにしてボウルに入れ、〈A〉を加えてよくまぜる。

5. 器に 3 を盛り、肉に 4 をのせてごまをふる。

減塩ポイント

調味料はしょうゆではなく、うまみの強いめんつゆを使用。梅干しの酸味で箸が進む一品です。モロヘイヤのとろみで味がのりやすいので、塩分少なめでも味を感じやすくなります。

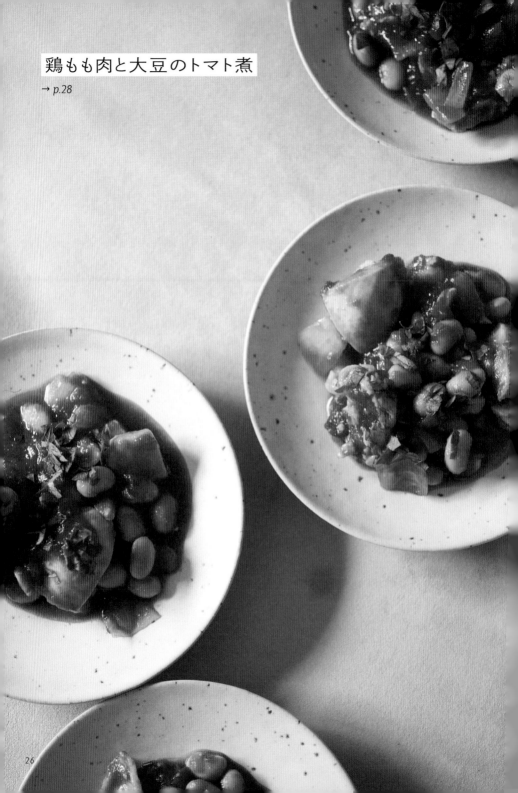

鶏もも肉と大豆のトマト煮

→ p.28

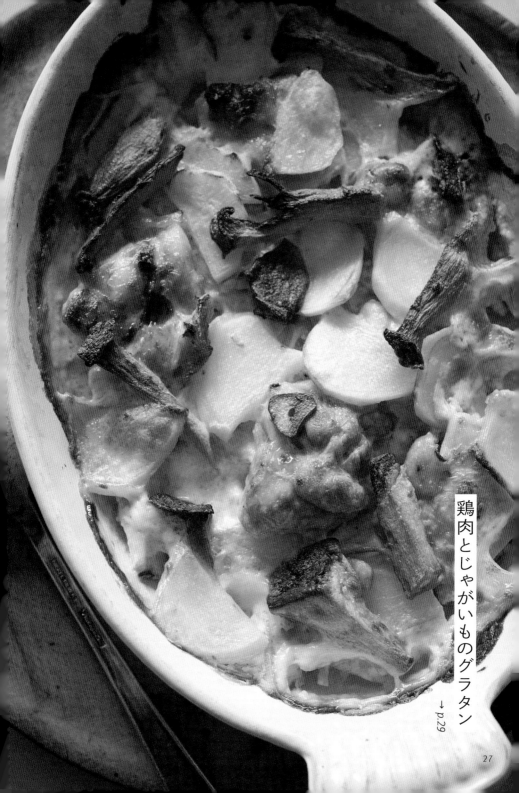

鶏肉とじゃがいものグラタン

→ p.29

鶏もも肉と大豆のトマト煮

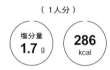

（ 1人分 ）

塩分量
1.7 g

286
kcal

材料 (2 人分)

鶏もも肉 —— 1/2 枚 (150g)
ゆで大豆 —— 100g
玉ねぎ —— 1/4 個
トマト缶 (カット) —— 1/2 缶
にんにく (すりおろし) —— 小さじ 1/2
塩 —— 小さじ 1/2
水 —— 大さじ 4
オリーブオイル —— 大さじ 1/2
パセリ (みじん切り) —— 少々

つくり方

1. 鶏肉は 3cm角ぐらいに切る。鍋に鶏肉と大豆を入れ、にんにくと塩を加えて混ぜ、5分おく。

2. 玉ねぎは 1cm角に切る。

3. 1に2、オリーブオイルを加え、鶏肉の表面の色が変わるまで焼く。トマト缶、水を加えて中火で 10 分ほど煮る。器に盛り、パセリをふる。

減塩ポイント

トマトの酸味が味の決め手。カットタイプのトマト缶には煮くずれしにくい品種が使われていることが多いので、ほどよく食感が残ります。香りに食欲増進効果があるパセリをふって。

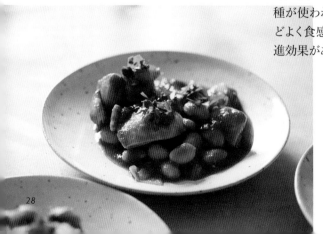

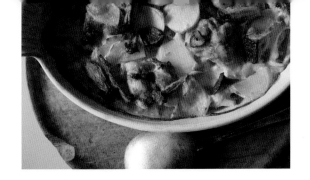

鶏肉とじゃがいものグラタン

(1人分)

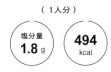

塩分量
1.8 g

494
kcal

材料（2 人分）

鶏もも肉 —— 1枚 (200g)
塩 —— 小さじ 1/2
じゃがいも —— 1個 (150g)
エリンギ —— 1パック
にんにく —— 1/2 かけ
生クリーム —— 1/2 カップ

つくり方

1. 鶏肉は 6 等分ぐらいに切り、ボウル
   に入れて塩をまぶし、5分ほどおく。

2. じゃがいもは 5mm 厚さの半月に切る。
   エリンギは長さを半分に切り、食べ
   やすい大きさに手でさく。にんにく
   は薄切りにする。

3. 1 に 2 と生クリームを加えてまぜ、
   耐熱の皿に入れる。200 度に熱した
   オーブンで 20 分ほど焼く。

減塩ポイント

味つけするのは鶏肉だけですが、クリー
ム系は塩味を強く感じるうえ、とろみ
があるため舌にとどまる時間が長くなっ
て、味を感じやすくなります。

鶏むね肉とにんにくの芽、
ナッツの炒めもの

(1人分)

塩分量
1.3 g

365
kcal

材料 (2 人分)

鶏むね肉 —— 200g
にんにくの芽 —— 100g
ミックスナッツ (食塩不使用) —— 50g
オイスターソース —— 大さじ1
豆板醤 —— 小さじ 1/3
ごま油 —— 適量

つくり方

1. 鶏肉は 1cm厚さのそぎ切りにする。
   にんにくの芽は 5cm長さに切る。

2. フライパンを熱し、ごま油を入れて
   鶏肉を焼く。オイスターソースと豆
   板醤を加えてさっと炒め、にんにく
   の芽とミックスナッツを加えてさらに
   1分ほど炒める。

減塩ポイント

淡泊な鶏むね肉に、にんにくの芽のシャ
キシャキとした歯ごたえとミックスナッ
ツの香ばしさとコクが加わり、さらに豆
板醤の辛みによって、満足感のあるひ
と皿に。

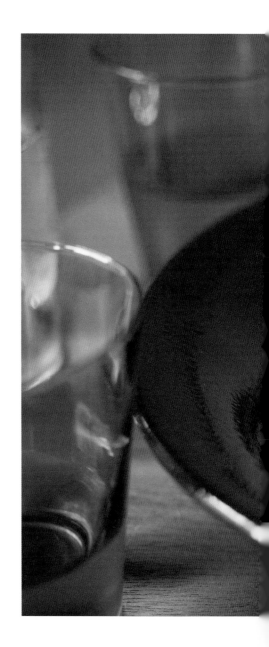

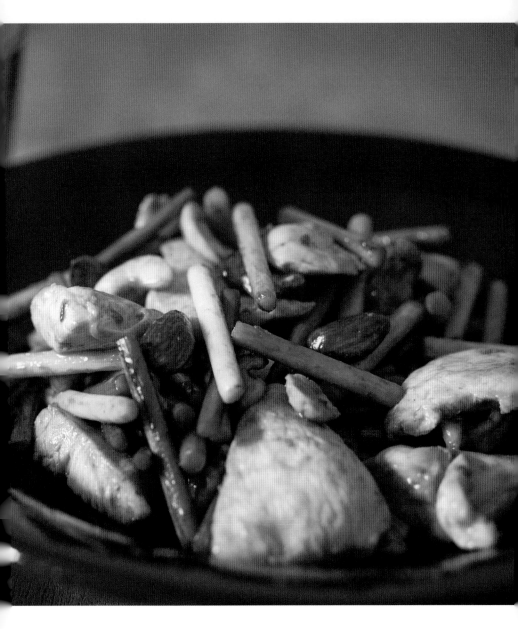

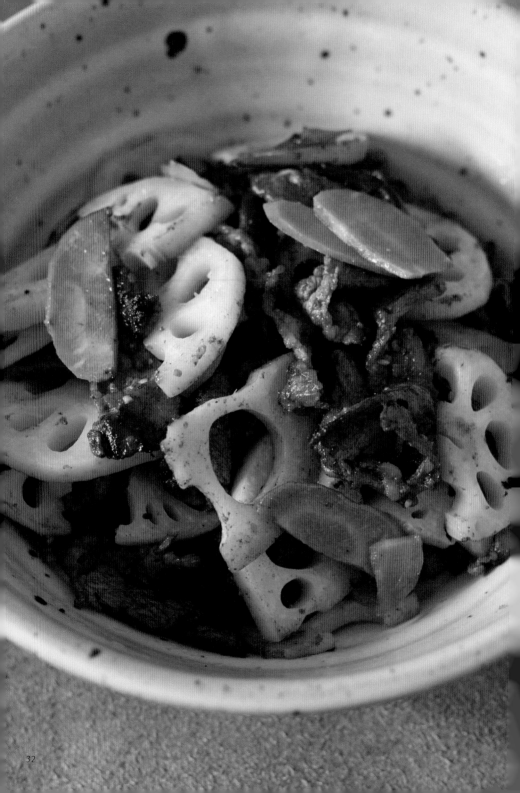

根菜と牛肉のみそカレー炒め

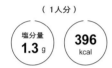

（ 1人分 ）

塩分量
1.3 g

396
kcal

材料 (2 人分)

牛こまぎれ肉 —— 200g

れんこん —— 150g

にんじん —— 1/2 本

にんにく —— 1/2 かけ

植物油 —— 大さじ 1/2

〈A〉

| みそ、みりん —— 各大さじ1

| カレー粉 —— 小さじ 1/3

つくり方

1. れんこんは 8mm 厚さの半月に切る。にんじんは縦半分に切り、斜め薄切りにする。にんにくは薄切りにする。

2. フライパンを熱して油をひき、れんこんとにんじんを炒めていったんとり出す。

3. 同じフライパンに牛肉とにんにくを入れて炒め、肉の色が変わったら〈A〉を加える。水分がなくなるまで炒め、2を加えてさっとまぜる。

減塩ポイント

みそとカレー粉は、意外にも相性がいい調味料。みりんで甘みをプラスすると味がまとまり、ごはんが進む味に。炒めるとカレー粉の香りが引き立ち、塩分が少なくても満たされます。

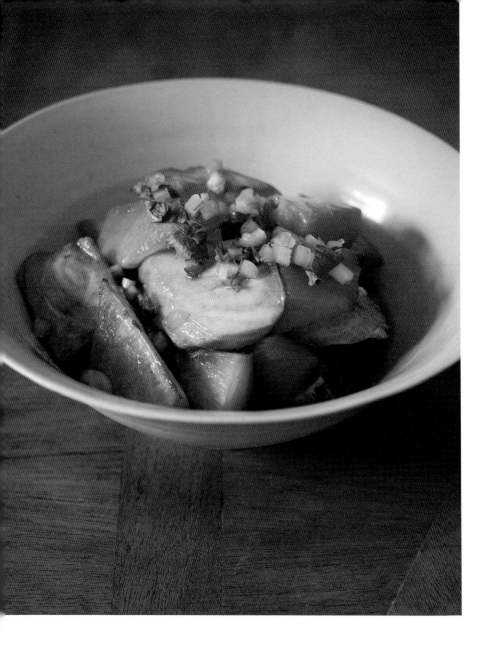

焼き大根と鮭のしょうゆ煮 → *p.36*

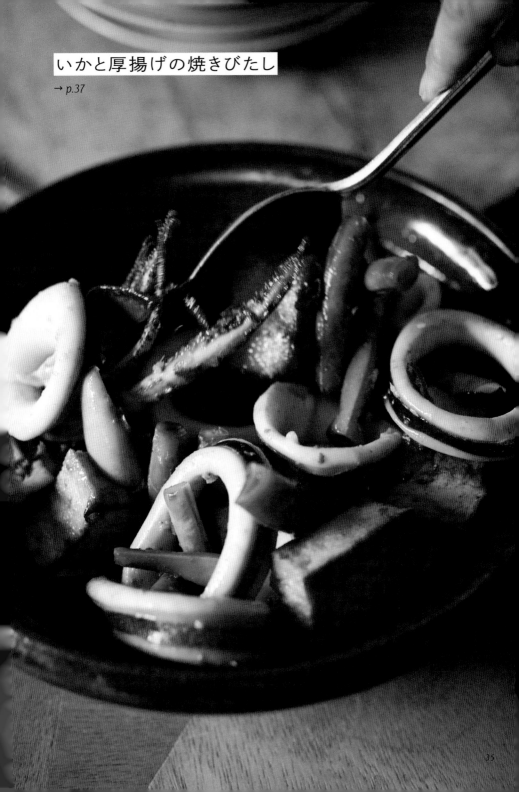

いかと厚揚げの焼きびたし

→ p.37

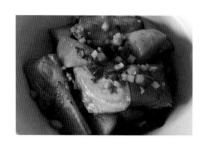

焼き大根と鮭のしょうゆ煮

(1人分)

塩分量
1.5 g

211
kcal

材料 (2 人分)

大根 —— 250g (1/4 本)
鮭 —— 2切れ (200g)
しょうゆ —— 大さじ1
酒 —— 大さじ2
水 —— 1/2 カップ
ごま油 —— 大さじ 1/2

つくり方

1. 大根は皮つきのまま小さめの乱切りにする。フライパンにごま油を熱し、強めの中火で香ばしく焼く。鮭は3〜4等分に切り、しょうゆで下味をつける。

2. 1のフライパンに酒と水を加え、煮立ったら下味のしょうゆとともに鮭を加えて中火で6分ほど煮る。器に盛り、大根の葉があればさっとゆでてみじん切りにして散らす。

減塩ポイント

鮭と大根の煮物は和食の定番。味つけをするのは鮭のみですが、大根につけた焼き目の香ばしさと加熱して増した甘みによって、もの足りなさを感じません。

いかと厚揚げの焼きびたし

（1人分）

塩分量 **1.8** g

332 kcal

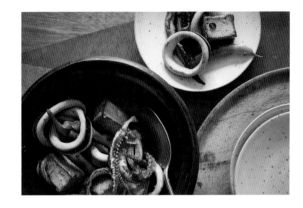

材料（2人分）

いか ── 1杯（150g）
厚揚げ ── 小1枚（100g）
いんげん ── 50g
片栗粉 ── 大さじ1
ごま油 ── 適量
〈A〉
　だし ── 1/2カップ
　しょうゆ ── 大さじ1
　酢 ── 大さじ1
　砂糖 ── 大さじ1/2
　しょうが（すりおろし）── 小さじ1/2
　赤唐辛子 ── 1/2本

つくり方

1. いかは下処理をして、胴の部分は1cm幅の輪切りに、げそは3等分ぐらいに切り分ける。それぞれ片栗粉をまぶす。厚揚げは8等分に切る。いんげんは5cm長さに切る。

2. フライパンにごま油を熱して1を入れ、強めの中火でいかに火が通るまで3分ほど焼く。

3. ボウルに〈A〉を入れてまぜ合わせ、2を熱いうちに漬ける。

減塩ポイント

焼いたいかの香ばしさといかのうまみがしみた厚揚げはあきないおいしさ。酢の酸味と唐辛子の辛みによって、メリハリのきいた味わいに仕上がります。

血圧って何だろう？

　血圧とは、血管（動脈内）にかかる圧力のこと。心臓から拍出された血液が血管壁を押す力です。血圧は、心臓が収縮して血液を押し出すときに高くなり、心臓が拡張して血液の流れがゆるやかなときは低くなります。血液を押し出すときの最も高い血圧が収縮期血圧（上の血圧）、拡張して血液の流れがゆるやかなときの最も低い血圧が拡張期血圧（下の血圧）です。

　血圧の高さは、物理的には心臓が血液を押し出す力（心拍出量）と血管の抵抗に比例します。心臓の拍出量が増えたり、血管の収縮などで血管の抵抗が大きくなったりすると、血圧は上がります。血管の弾力性も血管抵抗に関係しており、動脈硬化（動脈の壁が厚くなったり、硬くなったりして働きが悪くなること）が進むと、血圧は上昇します。

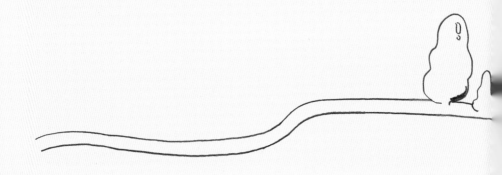

　さらに血圧は、腎臓や自律神経系、内分泌系、血管内皮細胞から分泌される血管収縮や拡張を促進する物質など、多くの因子によって調節されています。ナトリウムなどミネラルの摂取量も影響します。血圧は常に変化しており、朝の目覚める前から血圧は上昇し、午後になると下がり、運動中は上昇し、睡眠中は最も低くなります。季節によっても変動し、冬は高く、夏は低くなりやすいです。

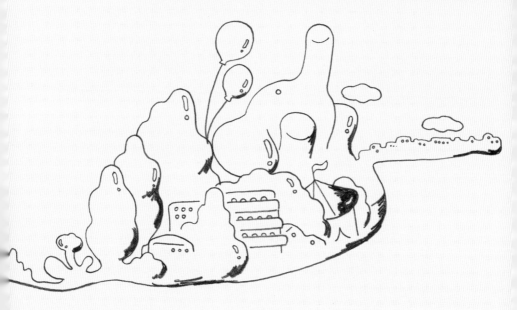

2. 減塩の副菜

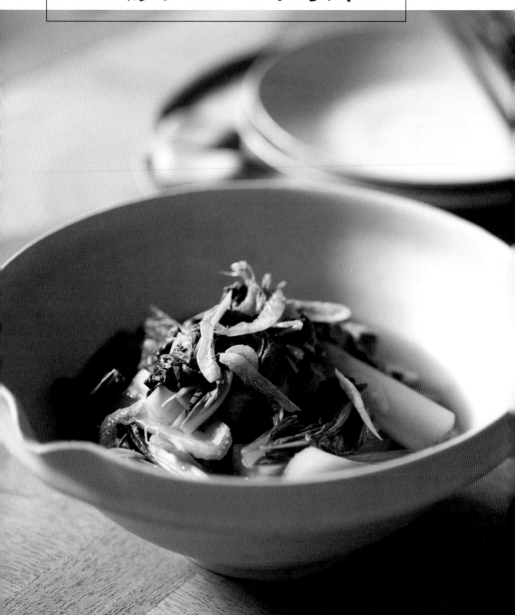

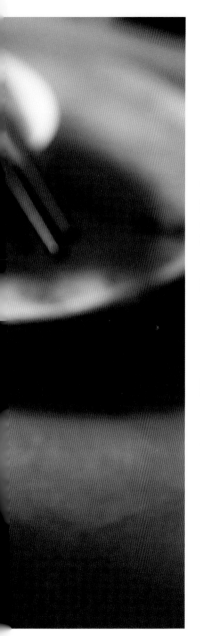

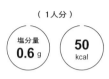

小
松
菜
と
桜
え
び
の
煮
び
た
し

材料（2 人分）

小松菜 —— 1束（180g）

〈A〉

　桜えび —— 大さじ1

　しょうゆ —— 小さじ1

　みりん —— 大さじ 1/2

　しょうが（せん切り）—— 1/2 かけ分

　水 —— 1/3 カップ

ごま油 —— 小さじ1

つくり方

1. 小松菜は5㎝長さに切る。

2. 〈A〉を鍋に入れ、沸騰したら1を加え、さっと煮る。最後にごま油をたらす。

減塩ポイント

小さいけれど、うまみがギュッと詰まっている桜えび。さっと煮て、甘みとコクを煮汁に移してから小松菜を加えて。ふわりと広がるごま油の香りも食欲をそそります。

わかめの卵とじ

材料（2人分）

生わかめ —— 30g
ねぎ —— 1/2 本
卵 —— 2個
めんつゆ（3倍濃縮）—— 小さじ1
ごま油 —— 小さじ1
七味唐辛子 —— 少々

減塩ポイント

わかめはさっと火を通すとふわふわの
卵にシャキシャキした食感が加わり、ア
クセントになります。それぞれが持つう
まみ、七味唐辛子の香りと辛みで満足
感のある一品に。

つくり方

1. わかめは食べやすい大きさに切る。
   ねぎは縦半分に切り、1cm幅の斜
   め切りにする。

2. フライパンにごま油を熱し、わかめ
   とねぎをさっと炒める。めんつゆを
   加えてまぜ、溶き卵を加えて卵でと
   じる。器に盛り、七味唐辛子をふる。

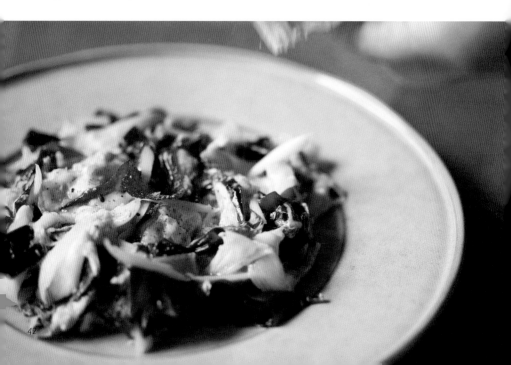

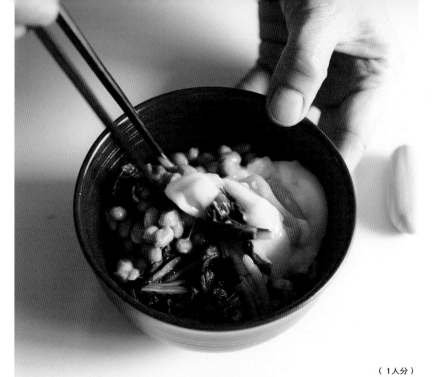

ほうれんそうの納豆あえ

（1人分）

塩分量
0.8g

195
kcal

材料（2人分）

ほうれんそう ⸻ 1/2束

納豆 ⸻ 2パック

温泉卵 ⸻ 2個

めんつゆ（3倍濃縮）⸻ 小さじ2

減塩ポイント

しょうゆの代わりに塩分が少なくてうまみが強いめんつゆを使用。温泉卵のコクによって味に奥行きが加わります。納豆のネバネバで舌にとどまりやすくなり、味がしっかり感じられるはず。

つくり方

1. ほうれんそうはさっとゆで、水にとる。水けをしっかりしぼり、1cm幅にざく切りする。

2. 2つの器にそれぞれほうれんそう、納豆、温泉卵を盛る。めんつゆをかけ、食べる直前によくまぜる。

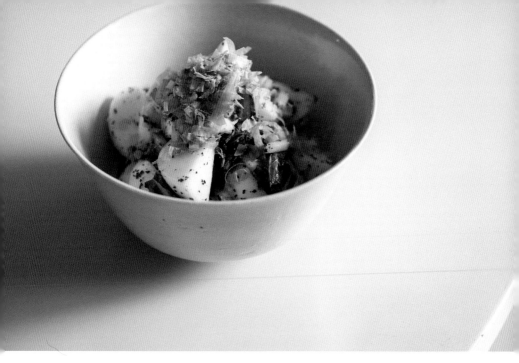

かぶのゆかりあえ

（ 1人分 ）

塩分量
0.4 g

59
kcal

材料 (2 人分)

かぶ (葉も含む) ⸺ 3個
ゆかり ⸺ 小さじ 1/2
かつおぶし ⸺ 2.5g
ごま油 ⸺ 小さじ 1

減塩ポイント

かぶを切ってあえるだけでできるので、
「あと一品」というときにおすすめ。味
つけに使うゆかりの香りと酸味、かつ
おぶしのうまみによって、味にぐっと深
みが出ます。

つくり方

1. かぶは皮つきのまま8等分のくし形
   に切る。葉は1cm幅のざく切りにす
   る。

2. 1と残りの材料をすべてまぜ合わせ、
   5分ほどおいてから器に盛る。

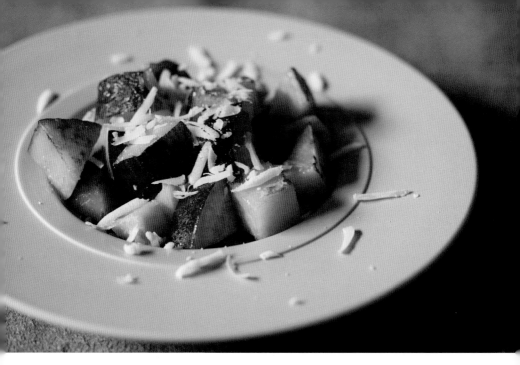

さつまいもソテー
粉チーズがけ

塩分量
0.4 g

194
kcal

材料（2人分）

さつまいも ―― 200g
水 ―― 大さじ4
オリーブオイル ―― 小さじ1
パルメザンチーズ ―― 15g

減塩ポイント

香ばしく焼いたさつまいもの甘みにチーズの塩けとコクがよく合い、調味料なしでもおいしく仕上がります。パルメザンチーズが手に入りにくい場合は粉チーズでも可能。

つくり方

1. さつまいもは皮つきのまま2cm角に切り、さっと水にさらして水けをきる。

2. 鍋に1、水、オリーブオイルを入れ、ふたをして中火で5分ほど蒸し焼きにする。ふたをとり、少し焦げ目がつく程度に水分を飛ばす。

3. 器に盛り、おろしたパルメザンチーズをかける。

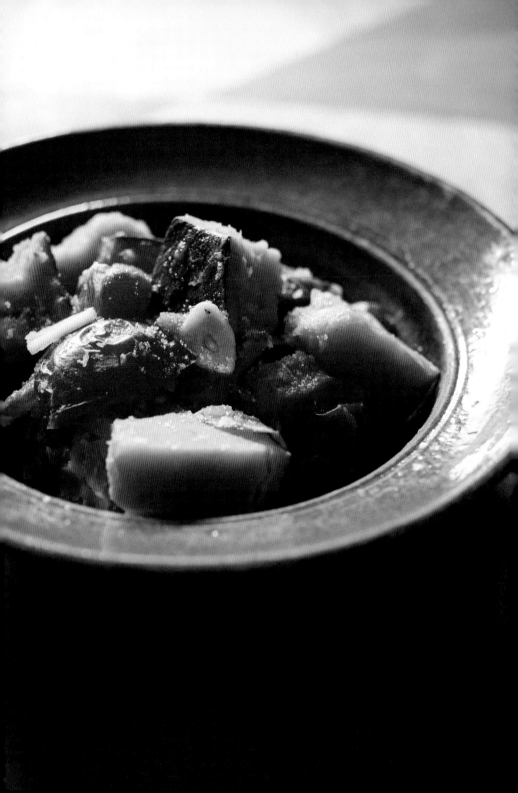

かぼちゃのトマト煮

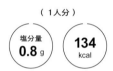

(1人分)

塩分量
0.8 g

134
kcal

材料 (2 人分)

かぼちゃ ── 250g

トマト ── 1個

水 ── 1カップ

にんにく (輪切り) ── 1/2 かけ分

塩 ── 小さじ 1/4

オリーブオイル ── 大さじ 1/2

つくり方

1. かぼちゃは3㎝角ぐらいに切る。トマトは8等分のくし形に切る。

2. 鍋に1、にんにく、水を入れ、少しずらしてふたをする。中火で10分ほど、水分が少なくなるまで煮る。

3. 器に盛り、オリーブオイルをまわしかけ、塩をふる。

減塩ポイント

ホクホクとして甘いかぼちゃにトマトの酸味とオリーブオイルのコクがマッチ。塩を局所的にふることで塩味がより強く感じられるので、満足感があります。

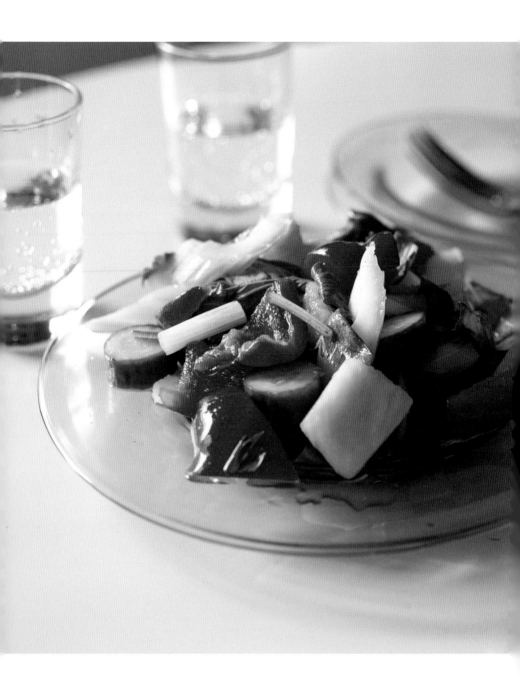

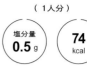

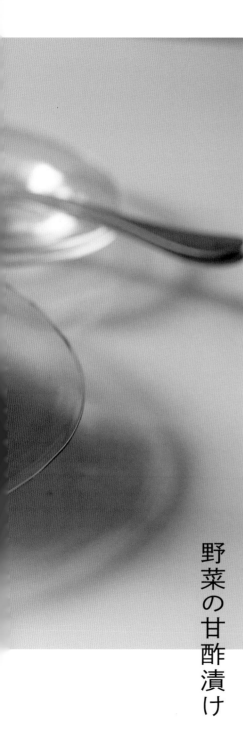

野菜の甘酢漬け

材料（2人分）

パプリカ（赤・黄）──── 各1/4個

きゅうり ──── 1本

セロリ（葉も使う）──── 1/2本

カットパイン（缶詰）──── 80g

〈A〉
  米酢 ──── 大さじ2
  砂糖 ──── 大さじ1
  塩 ──── 小さじ1/6

つくり方

1. パプリカは3cm角、きゅうりは1cm
   幅の輪切りにする。セロリは1cm幅
   の斜め切り。葉はざく切りにする。
   カットパインは大きければ半分に切
   る。

2. 〈A〉をボウルに入れてまぜ、1を加
   えて半日ほど漬ける。

3. 器に盛り、食べる直前に塩をふる。

減塩ポイント

さっぱりした味と野菜の歯ごたえによっ
て、食欲が落ちているときでも箸が進
みます。パイナップルの酸味と甘み、
さわやかな香りは、甘酢と相性抜群。
塩は食べる直前に加えると、味を感じ
やすくなります。

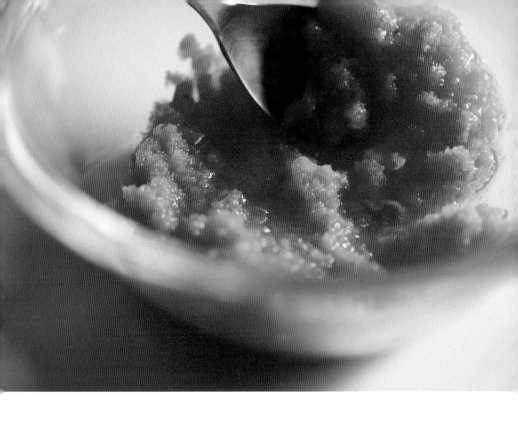

にんじんドレッシングのサラダ　→ p.52

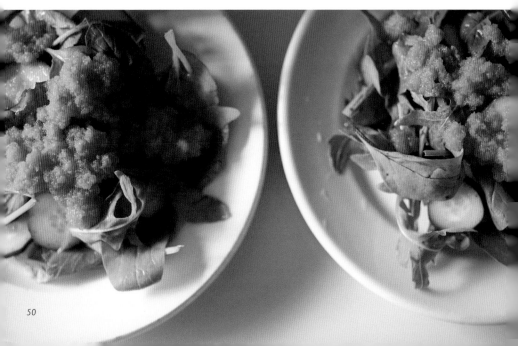

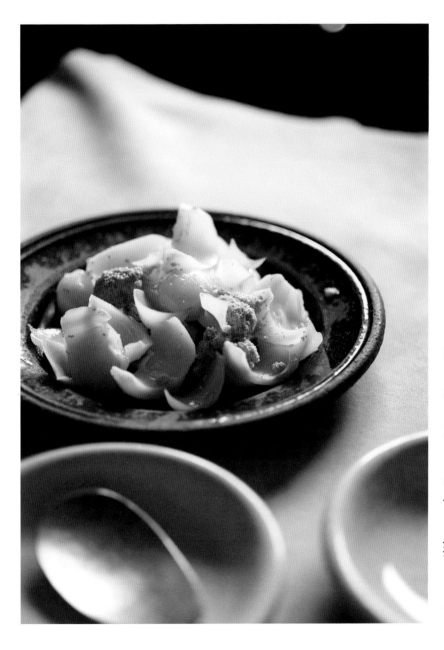

ゆりねとたらこのバター蒸し　→p.53

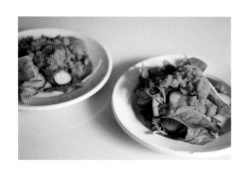

にんじんドレッシングのサラダ

（ 1人分 ）

塩分量 **0.8** g

77 kcal

材料 (2 人分)

ベビーリーフ ── 30g
きゅうり ── 1本
にんじん ── 1/3 本 (50g)
〈A〉
 米酢 ── 大さじ 1 1/2
 塩 ── 小さじ 1/4
 砂糖 ── 大さじ 1/2
 にんにく (すりおろし) ── 小さじ 1/4
 オリーブオイル ── 小さじ 2

つくり方

1. きゅうりは 5mm幅の輪切りにする。

2. にんじんはすりおろして〈A〉をよくまぜる。

3. 器に 1 とベビーリーフを盛り、2 をかける。

減塩ポイント

すりおろしたにんじんを加えることで、ドレッシングと野菜がからみやすくなります。にんじんの甘み、にんにくとオリーブオイルの香り、酢の酸味のバランスがよく、野菜がもりもり食べられるはず。

ゆりねとたらこのバター蒸し

(1人分)

塩分量
0.5 g

118
kcal

材料（2人分）

ゆりね —— 大1個（150g）
たらこ —— 20g
バター —— 5g
レモン果汁 —— 小さじ 1/2
水 —— 大さじ4

つくり方

1. ゆりねはほぐしてよく洗い、傷んでいる部分は切り落とす。

2. 鍋に1を入れ、たらこを小さくちぎってのせる。レモン汁と水を加えてバターをのせ、火にかける。ふたをして5分ほど蒸し煮にする。

減塩ポイント

加熱するとほっくりとして甘みが出るゆりねにたらこのうまみと塩け、バターのコクがよく合い、おつまみにもおすすめ。ほのかに感じるレモンの酸味で味が引き締まります。

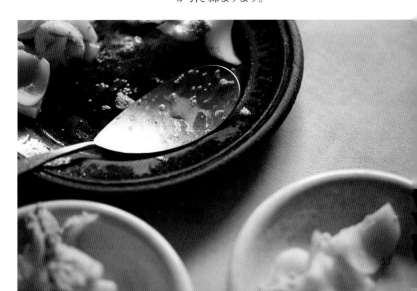

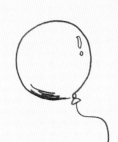

どうして高血圧になるの？

　血圧、つまり血管内の圧力は、心臓が押し出す力の強さだけでなく、血液量や血管の柔軟性にも左右されます。たとえば血管が柔軟な場合、心臓が強い力で血液を押し出しても、血管は広がりやすいので内部の圧力は分散されます。ところが血管の柔軟性が失われて硬くなると、血管が自由に広がることができなくなります。そのため逃げ場がなくなり、血管内の圧力が高まるのです。ゴム風船をふくらませるとき、硬いゴムより、柔軟なゴム風船のほうが力まずにふくらませることができるのに似ています。

　年をとると血管が硬くなり、拡張しにくくなるため、血圧は一般的に年齢とともに高くなります。また血管が硬くなるのは、加齢によって柔軟性が失われることや、血中の糖化物質や酸化物質が血管内膜に沈着し、動脈硬化になることなどが原因とされます。動脈硬化性変化は 20 歳代から始まっています。

　血管内には、常に血液が循環しています。通常、一定の量に
保たれていますが、塩分のとりすぎや腎臓の不調などによって血
液中の水分が増えてしまうと、その分、血管に負担がかかり、血
圧が上がってしまいます。加齢に伴う血圧上昇は、すべての人に
みられるわけではありません。食塩摂取が非常に少ない地域の
人は、年をとっても血圧は低いままです。

　これらの現象は知らず知らずのうちに起こり、その結果、ある
日突然、重大な疾病を引き起こすことがあるため、高血圧は「サ
イレントキラー」と呼ばれるのです。若いうちから血管アンチエ
イジングを心がけましょう。

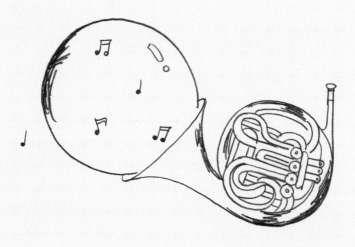

3.減塩の汁もの

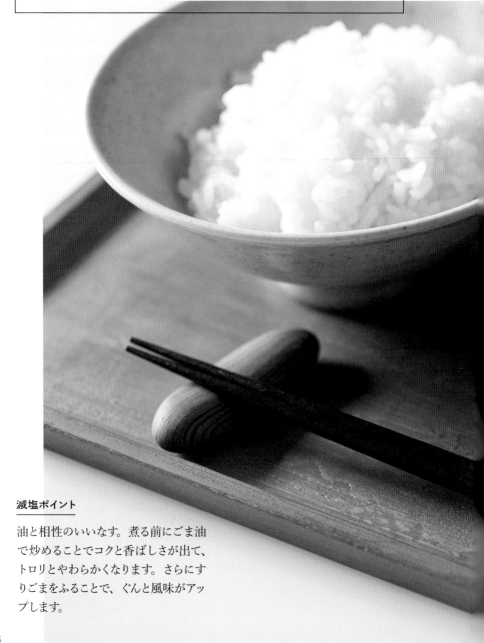

減塩ポイント

油と相性のいいなす。煮る前にごま油
で炒めることでコクと香ばしさが出て、
トロリとやわらかくなります。さらにす
りごまをふることで、ぐんと風味がアッ
プします。

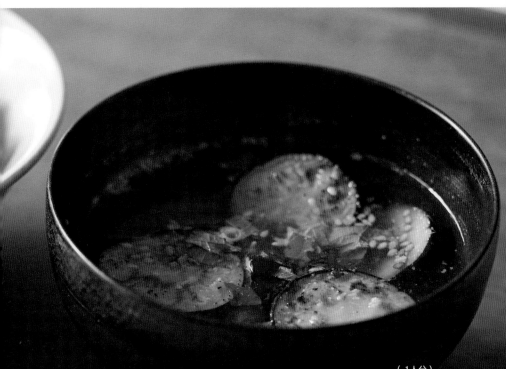

炒めなすのごまみそ汁

（1人分）

塩分量
0.7 g

85
kcal

材料（2人分）

なす —— 2本
ごま油 —— 大さじ 1/2
だし —— 1 1/2カップ
みそ —— 大さじ 1/2
青じそ —— 2枚
すりごま —— 小さじ2

つくり方

1. なすは1cm厚さの輪切りにし、水にさらす。青じそはざく切りにする。

2. 鍋にごま油となすを入れ、しんなりするまで炒める。だしを加えてみそを溶き入れ、ひと煮立ちさせる。

3. 器に盛って青じそをのせ、ごまをふる。

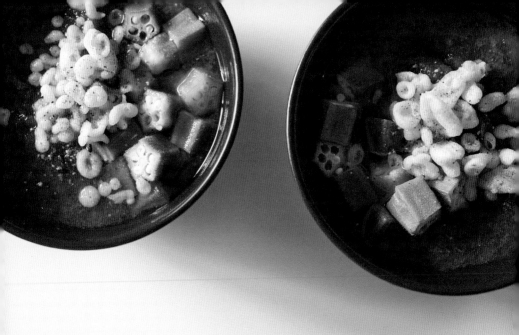

とろろ昆布とオクラのみそ汁

（1人分）

塩分量
0.7 g

42
kcal

つくり方

1. オクラは1cm厚さの小口切りにする。鍋にだしを沸かし、オクラを加えて中火で1分ほど煮る。みそを溶き入れ、ひと煮立ちしたら火を止める。

2. 器にとろろ昆布を半量ずつ入れ、1を注ぐ。天かすと七味唐辛子をふる。

材料（2人分）

とろろ昆布 —— 6g
オクラ —— 5本
みそ —— 小さじ1
だし —— 1½カップ
天かす —— 大さじ1
七味唐辛子 —— 少々

減塩ポイント

昆布を薄く削りとって作るとろろ昆布は、とろみがあるだけでなく、栄養もうまみもたっぷりでだし代わりにも使えます。オクラのとろみと天かすのコクも加わって、食べごたえもばっちり。

たたき長いもと
焼きのりのみそ汁

（1人分）

塩分量 **0.7** g　**71** kcal

材料（2人分）

長いも ── 150g
焼きのり ── 1/2枚
ねぎ（小口切り）── 10cm分
だし ── 1½カップ
みそ ── 大さじ1/2

減塩ポイント

長いもは煮るとホクホク感が出て、生とはまた違うおいしさ。とろみも加わるので、食べやすくなります。ふわりと広がる焼きのりとねぎの香りも楽しんで。

つくり方

1. 長いもは皮をむいてビニール袋に入れ、めん棒などでたたいてあらくつぶす。

2. 鍋にだしを入れて火にかける。沸騰したら長いもを加え、中火で2分ほど煮る。みそを溶き入れてひと煮立ちさせる。

3. 器に盛り、ちぎったのりとねぎをのせる。

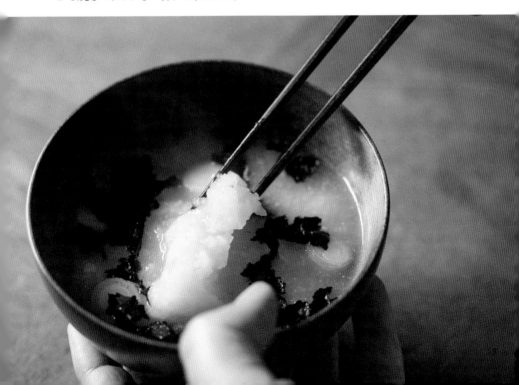

台湾風豆乳スープ

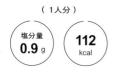

（1人分）

塩分量 **0.9** g

112 kcal

材料（2人分）

〈A〉
| 豆乳（無調整）── 1½ カップ
| 桜えび ── 大さじ1
| 中華スープの素 ── 小さじ1
青ねぎ（小口切り）、天かす ── 各大さじ2
黒酢 ── 小さじ2
ラー油 ── 少々

つくり方

1. 2つの耐熱容器に〈A〉を半量ずつ入れる。ラップをかけ、電子レンジ（600W）でそれぞれ1分30秒加熱する。

2. 天かす、青ねぎをのせ、黒酢、ラー油をまわしかける。

減塩ポイント

台湾風豆乳スープ「トウジャン」は、台湾の朝食の定番。酢を加えることでおぼろどうふのような食感になり、風味もアップします。桜えびのうまみや豆乳のコクで味わい豊かに。

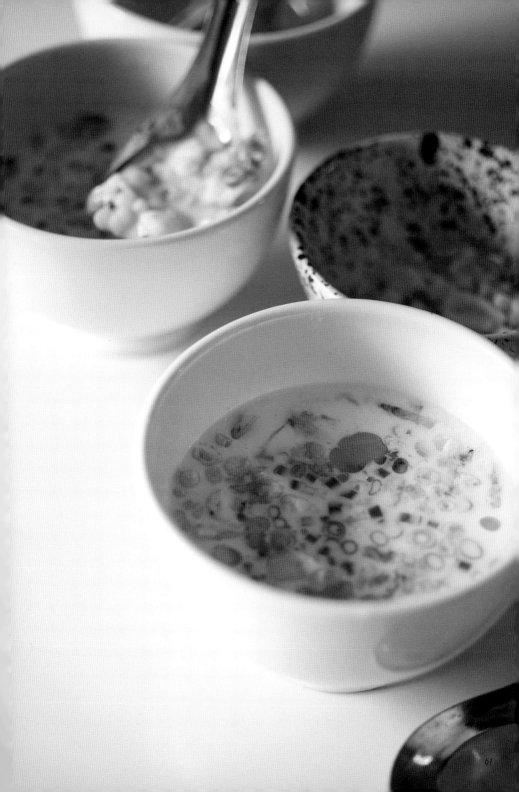

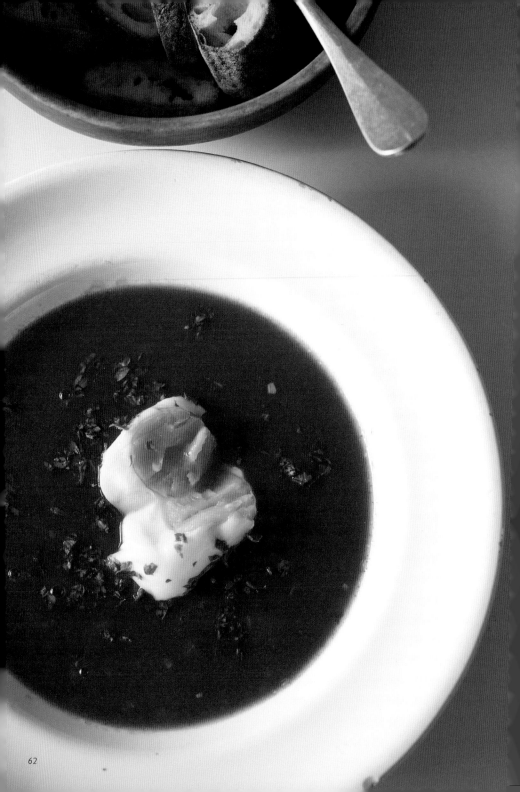

トマトジュースと
落とし卵のスープ

(1人分)

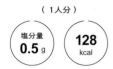

塩分量
0.5 g

128 kcal

材料 (2 人分)

トマトジュース (食塩不使用) —— 1 カップ
水 —— 1/2 カップ
玉ねぎ —— 1/4 個
にんにく —— 1/2 かけ
温泉卵 —— 2 個
洋風スープの素 (顆粒) —— 小さじ 1/2
オリーブオイル —— 小さじ 1
パセリ (みじん切り) —— 小さじ 1

つくり方

1. 玉ねぎとにんにくはみじん切りにする。

2. 鍋にオリーブオイルを熱し、1 を炒める。トマトジュース、水、スープの素を加えてまぜ、沸騰直前に火を止める。

3. 器に盛って温泉卵を入れ、パセリをふる。

減塩ポイント

トマト缶より酸味が強くないトマトジュースを使用。味つけに塩は使わず、スープの素のみで仕上げますが、トマトのほどよい酸味と卵のうまみによってもの足りなさは感じません。

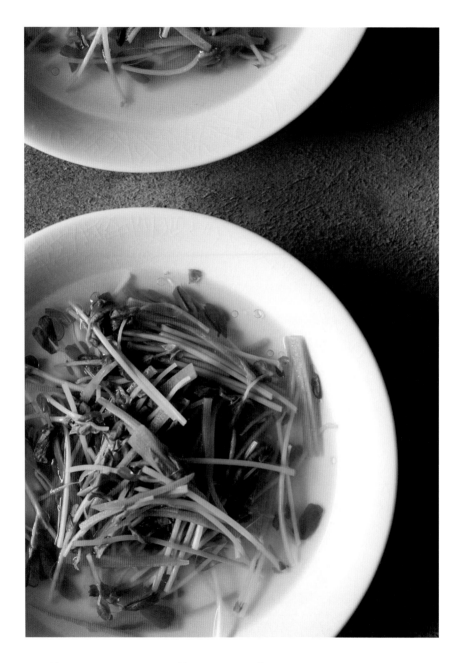

豆苗とにんじんの洋風スープ　→p.66

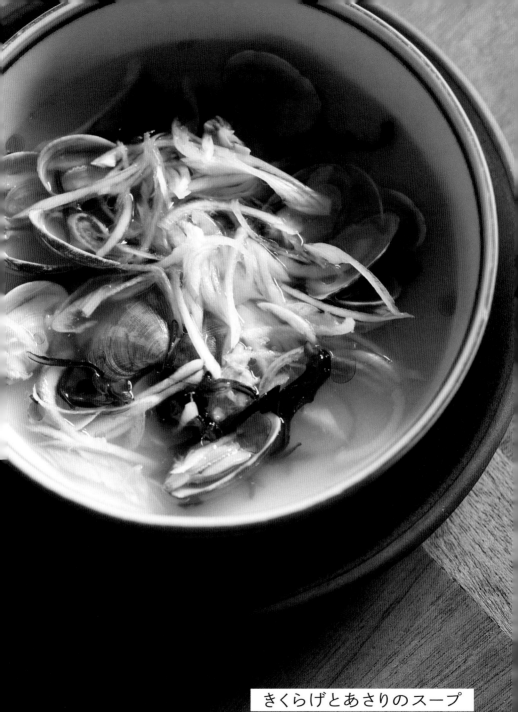

きくらげとあさりのスープ
→ p.67

豆苗とにんじんの洋風スープ

（ 1人分 ）

塩分量
0.7 g

54
kcal

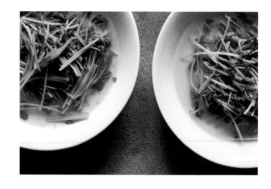

材料（2人分）

豆苗 ── 1袋
にんじん ── 1/4本
水 ── $1\frac{1}{2}$カップ
洋風スープの素（顆粒）、
　オリーブオイル ── 各小さじ1
こしょう ── 少々

つくり方

1. 豆苗は根元を落とし、長さを半分に切る。にんじんは5cm長さのせん切りにする。

2. 鍋に分量の水を沸かし、豆苗とにんじんを加える。ひと煮立ちしたら洋風スープの素を加え、ひとまぜする。

3. 器に盛ってオリーブオイルをたらし、こしょうをふる。

減塩ポイント

手軽で味が決まりやすいので重宝する洋風スープの素。うまみが強いのに、野菜の味を引き立てます。豆苗のほのかに甘い香りとオリーブオイルのフルーティな香りもおいしさのひとつ。

きくらげとあさりのスープ

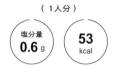

塩分量
0.6 g

53
kcal

材料（2人分）

あさり —— 150g（正味 50g 想定）
乾燥きくらげ —— 3g
ねぎ —— 1/4 本
しょうが —— 1/2 かけ
酒 —— 大さじ2
水 —— 1½ カップ
ごま油 —— 小さじ1

つくり方

1. あさりは殻をこすり合わせて洗う。きくらげはぬるま湯で戻してからかたい石づき部分を落としてせん切りに、ねぎは縦半分にしてせん切りにする。しょうがは皮つきのまま薄切りにする。

2. 鍋にあさり、しょうが、酒、水を入れて火にかける。沸騰したら火を弱めてアクをとり、きくらげを加えてひと煮立ちさせる。

3. 器に盛ってねぎをのせ、ごま油をたらす。

減塩ポイント

味つけはあさりの塩けのみなので、缶詰ではなく生を使うのがおすすめ。あっさりした味わいですが、シャキッとしたねぎとしょうがの食感と香りがきいていて、くり返し食べたくなります。

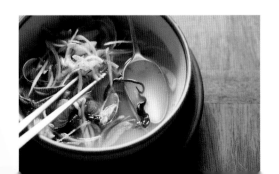

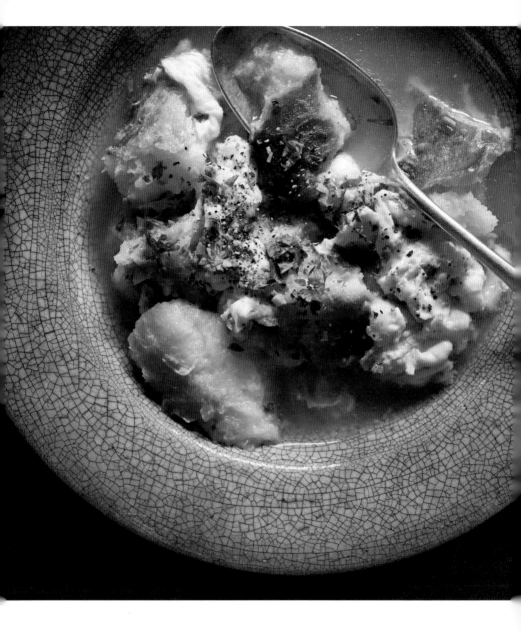

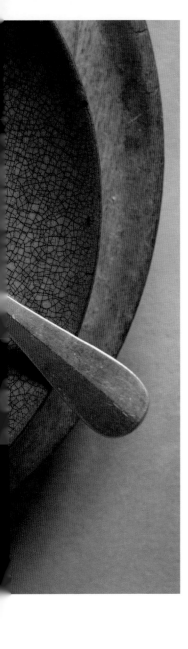

スペイン風アホのスープ

塩分量
0.7 g

182
kcal

材料（2人分）

にんにく ── 2かけ
オリーブオイル ── 大さじ1
バゲット ── 8cm分（50g）
水 ── 1½カップ
洋風スープの素（顆粒）── 小さじ1/4
卵 ── 1個
パセリ（みじん切り）── 小さじ1
あらびき黒こしょう ── 少々

つくり方

1. にんにくはみじん切りにする。バゲットはひと口大にちぎる。

2. 鍋にオリーブオイルとにんにくを入れ、弱めの中火で薄く色づくまで炒める。バゲットを加えてさっと炒め、水と洋風スープの素を加える。

3. 沸騰したら溶き卵を流し入れ、ひと煮立ちしたら火を止める。器に盛り、パセリとこしょうをふる。

減塩ポイント

パンの中では塩分量が多いバゲットを使うので塩はなしに。食べ始めはカリッと、時間がたつと食べごたえが出て、どちらもおいしい。アホ（＝にんにく）の香ばしさや卵のうまみもよく合います。

塩分チェックと調味料の塩分

◎塩分とりすぎチェック

「つい塩分をとりがち」という人は、以下の項目をチェック。たくさん当てはまるほど、とりすぎの可能性があります。

☐ 毎食、みそ汁を食べる

☐ 麺類を食べたときは汁も飲む

☐ 漬物をよく食べる

☐ つい味つけを濃くしてしまう

☐ 味を確かめる前にしょうゆやソースをかける

☐ 外食が多い

☐ 市販の弁当や惣菜をよく購入する

☐ 和食を食べる機会が多い

☐ 加工食品（練り物や佃煮など）をよく食べる

☐ 飲酒の習慣がある

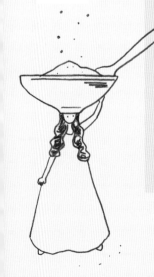

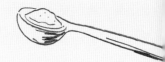

◎ よく使う調味料の塩分を知ろう

塩（精製塩）
・大さじ1（18g）
・食塩相当量 17.8g

塩（並塩）
・大さじ1（15g）
・食塩相当量 14.5g

薄口しょうゆ
・大さじ1（18g）
・食塩相当量 2.9g

濃口しょうゆ
・大さじ1（18g）
・食塩相当量 2.6g

ウスターソース
・大さじ1（18g）
・食塩相当量 1.5g

オイスターソース
・大さじ1（18g）
・食塩相当量 2.1g

ポン酢しょうゆ
・大さじ1（15g）
・食塩相当量 0.9g

トマトケチャップ
・大さじ1（15g）
・食塩相当量 0.5g

マヨネーズ
・大さじ1（12g）
・食塩相当量 0.2g

めんつゆ（3倍濃縮）
・大さじ1（15g）
・食塩相当量 1.5g

みそ（辛みそ・淡色）
・大さじ1（18g）
・食塩相当量 2.2g

みそ（辛みそ・赤色）
・大さじ1（18g）
・食塩相当量 2.3g

洋風スープの素（顆粒）
・大さじ1（9g）
・食塩相当量 3.9g

中華スープの素（顆粒）
・大さじ1（9g）
・食塩相当量 4.3g

バター（有塩）
・大さじ1（12g）
・食塩相当量 0.2g

※「日本食品標準成分表 2015」より算出

4.減塩のごはんもの

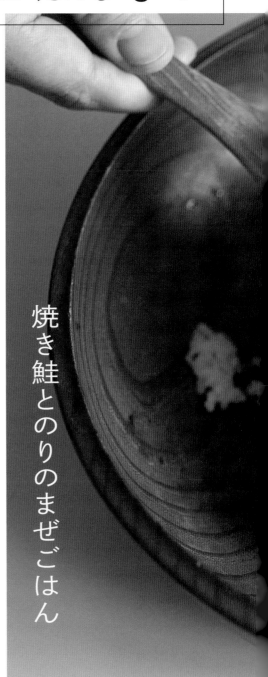

(1人分)

塩分量 **1.1** g　**400** kcal

材料 (2 人分)

ごはん ── 2膳分
生鮭 (切り身) ── 2切れ
しょうゆ ── 小さじ2
焼きのり ── 1/2枚
青ねぎ (小口切り) ── 大さじ3
白ごま ── 小さじ1

つくり方

1. 鮭はグリルで8分ほど、香ばしくなるまで焼く。ほぐしてしょうゆをなじませる。

2. あたたかいごはんを器に盛り、1、ちぎったのり、青ねぎ、ごまをのせ、まぜる。

減塩ポイント

ごはんと相性のいい鮭やのりをまぜるだけ。炊き込まずに味つけした具をまぜ込むのと、焼いた鮭の香ばしさやのりの香りが相まって、塩味が少なめでも満足できます。

焼き鮭とのりのまぜごはん

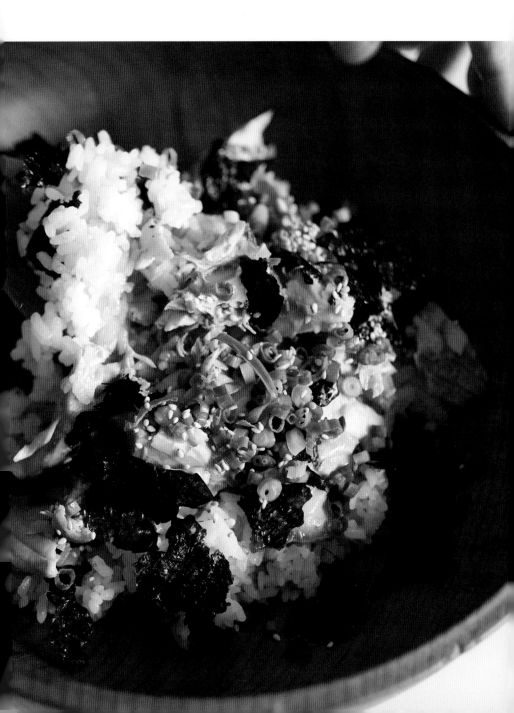

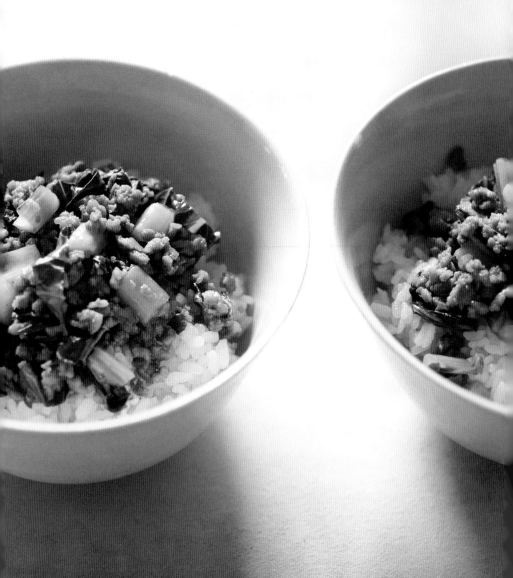

鶏ひき肉と小松菜の丼

→ p.76

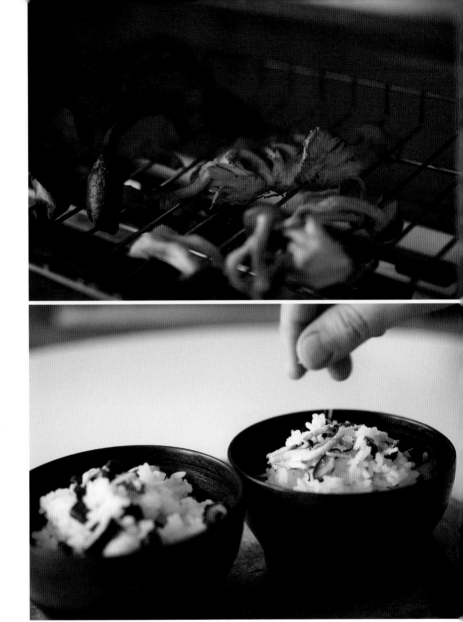

焼ききのこごはん
→ p.77

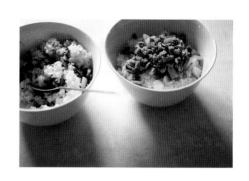

鶏ひき肉と小松菜の丼

(1人分)

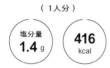

塩分量
1.4 g

416
kcal

材料（2 人分）

ごはん ⸺ 2膳分
鶏ひき肉 ⸺ 100g
小松菜 ⸺ 1/4 束
しょうが（すりおろし）⸺ 小さじ1
しょうゆ ⸺ 大さじ1
砂糖 ⸺ 小さじ2
ごま油 ⸺ 小さじ1

つくり方

1. 小松菜は 1cm幅のざく切りにする。

2. 鍋にごま油を入れて火にかけ、ひき肉としょうがを炒める。肉の色が変わったらしょうゆと砂糖を加え、煮詰める。水分が少なくなったら1を加え、さっとまぜてから火を止める。

3. 器にごはんを盛り、2をのせる。

減塩ポイント

甘辛味の具はごはんとの相性抜群。味つけを均一にせず、鶏ひき肉だけにつけることで調味料を減らします。小松菜は青々とした香りとシャキッとした歯ごたえを残すため、火を通しすぎないように気をつけて。

焼ききのこごはん

（ 1人分 ）

塩分量
0.8 g

262
kcal

材料（2 人分）

ごはん —— 2膳分
しいたけ —— 4枚
しめじ —— 1/2 パック
しょうが —— 1/2 かけ
塩 —— 小さじ 1/4

つくり方

1. しいたけは半分に切り、しめじは大
きめにほぐしてオーブントースターで
8分ほど焼く。しょうがはせん切り
にする。

2. あたたかいごはんに1をまぜて器に
盛り、塩を振る。

減塩ポイント

きのこは低カロリーながら、カリウムや
食物繊維などが豊富。じっくり焼いて
香ばしさとうまみを引き出します。しょう
がの香りも減塩の助けに。塩は食べる
直前にふると味を感じやすくなります。

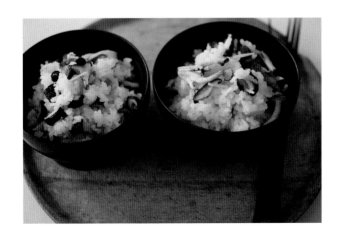

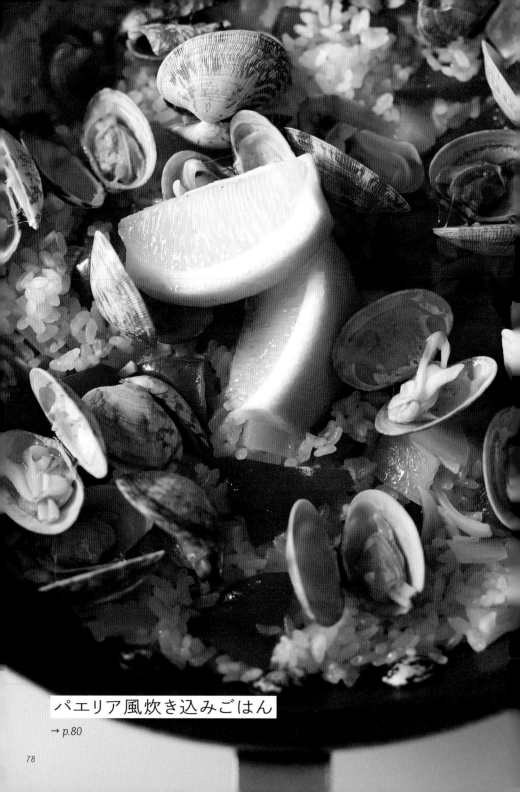

パエリア風炊き込みごはん

→ p.80

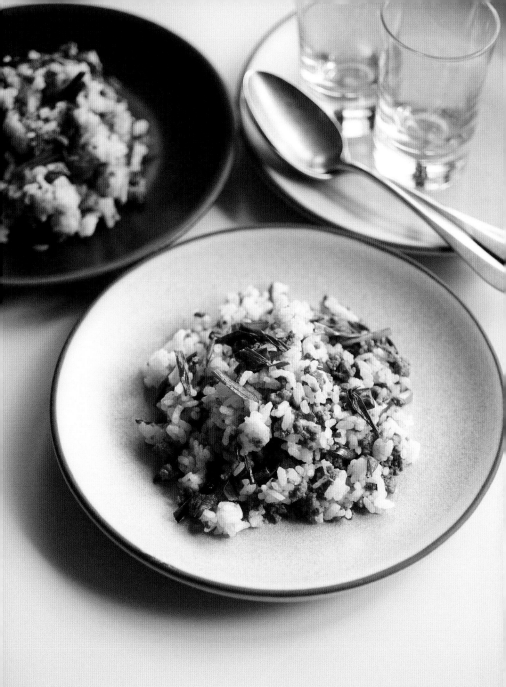

ひき肉とにらのカレーチャーハン
→ p.81

パエリア風炊き込みごはん

（1人分）

塩分量
1.3 g

332
kcal

材料（2人分）

米 —— 1合（180mℓ）
玉ねぎ —— 1/4個
にんにく —— 1/2かけ
オリーブオイル —— 大さじ1/2
〈A〉
　　あさり —— 150g（正味50g）
　　パプリカ（乱切り）—— 1/2個分
　　トマト（ざく切り）—— 1個分
塩 —— 小さじ1/4
水 —— 3/4カップ
レモン —— 1/4個

つくり方

1. あさりは殻をこすり合わせて洗う。

2. 玉ねぎは1cm角に切る。にんにくは
   みじん切りにする。

3. フライパンを熱してオリーブオイルを
   入れ、2を加えて炒める。しんなり
   したら米を加えてさっと炒め、平ら
   に広げる。

4. 〈A〉を全体にバランスよくおき、塩
   と水を加える。ふたをして中火で13
   分ほど炊き、火を止めてそのまま5
   分おく。器に盛り、くし形切りにし
   たレモンを添える。

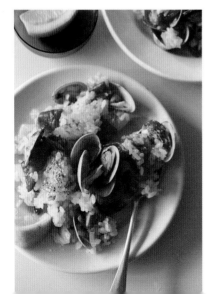

減塩ポイント

あさりのうまみがたっぷり出た蒸し汁を
吸った米にトマトとレモンの酸味がよく
合って、塩が少なめでもおいしく食べ
られます。おこげの香ばしさでより風
味豊かに。

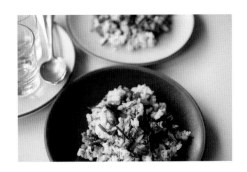

ひき肉とにらのカレーチャーハン

(1人分)

塩分量
1.4 g

427
kcal

材料 (2 人分)

ごはん —— 2膳分

豚ひき肉 —— 100g

にら —— 1/2 束

しょうゆ、みりん —— 各大さじ1

カレー粉 —— 小さじ 1/2

ごま油 —— 小さじ1

つくり方

1. にらは 2 cm長さに切る。

2. フライパンを熱してごま油を入れ、ひき肉を加える。焼き色がつくまで香ばしく炒め、しょうゆ、みりん、カレー粉を加えて水分がなくなるまで炒める。

3. 1を加え、さっと炒める。火を止めてあたたかいごはんを加え、まぜ合わせる。

減塩ポイント

ひき肉の香ばしさとにらの香りがあとを引くおいしさ。さっと作れて、栄養バランスもいいので、忙しい日におすすめです。カレー粉はほぼ塩分がゼロなのに、その刺激でもの足りなさをカバーできます。

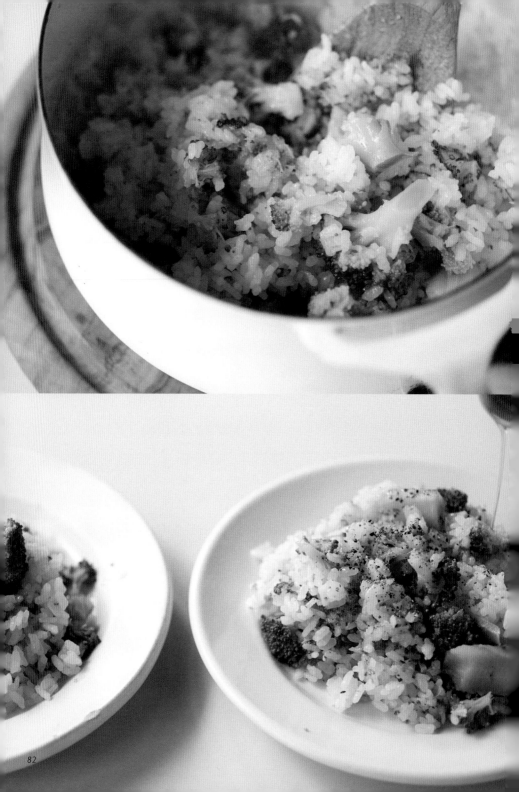

ブロッコリーのピラフ

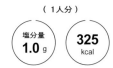

(1人分)

塩分量
1.0 g

325
kcal

材料（2 人分）

米 —— 1合（180㎖）
ブロッコリー —— 1/2 株
塩 —— 小さじ 1/4
洋風スープの素（顆粒）—— 小さじ 1/4
オリーブオイル —— 小さじ 2
ローリエ —— 1枚

つくり方

1. 炊飯器の内釜にといだ米、通常通りの水を入れて 30 分ほどおく。

2. 塩とスープの素を加えてまぜ、小房に切ったブロッコリーを置く。ローリエをのせて炊く。

3. 炊き上がったら、ブロッコリーをくずしながらまぜ合わせる。器に盛り、オリーブオイルをまわしかける。

減塩ポイント

ホクホクしたブロッコリーの甘みとオリーブオイルのコクがマッチ。4 人分の場合は、ブロッコリー1株をそのまま米と一緒に入れて炊くと、より甘みが出て、満足感もあります。

ちくわと卵の丼

(1人分)

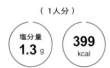

塩分量
1.3 g

399
kcal

材料 (2 人分)

ごはん —— 2膳分

ちくわ —— 3本

玉ねぎ —— 1/2 個

だし —— 1/2 カップ

卵 —— 2個

三つ葉 —— 少々

七味唐辛子 —— 適宜

つくり方

1. ちくわは 1cm幅の斜め切りにする。玉ねぎは 1cm幅に切る。

2. 小鍋にだし、1を入れて火にかけ、中火で5分ほど煮る。溶き卵を流し入れてふたをし、弱火で1分ほど煮る。

3. 器にごはんを盛り、2をのせて三つ葉を添える。好みで七味唐辛子をふる。

減塩ポイント

鶏肉の代わりに、うまみが強く、ボリュームのあるちくわを使って丼に。卵のコクや三つ葉の香りに七味唐辛子のパンチも加わって、薄味でも気になりません。

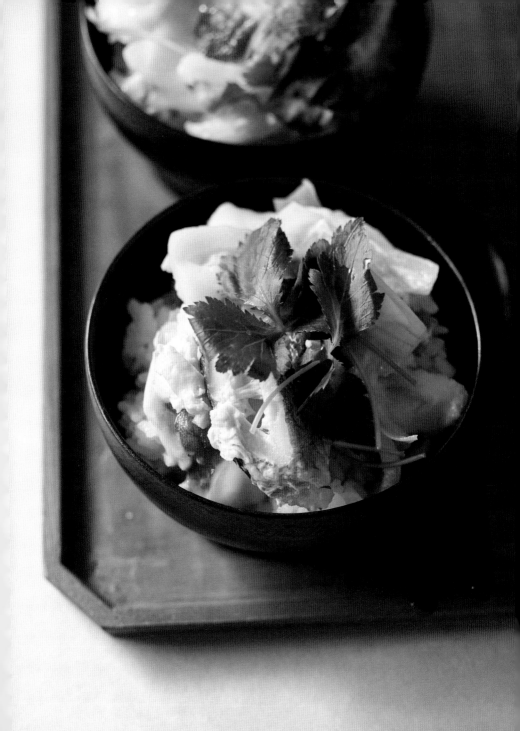

なぜ塩分のとりすぎはよくない？

　塩分は、人間が生きていくために必要な栄養素。私たちの体内の水分（体液）には、一定の割合（0.9%）で塩分が含まれているといわれています。この「塩分」とは、ナトリウムと塩素が結びついた「塩化ナトリウム」のこと。塩の成分であるナトリウムは、たんぱく質や脂肪と並び、生命の維持に直結する大切な役目を果たしています。たんぱく質や脂肪が体を動かすエネルギー源になるのに対して、ナトリウムは体内のさまざまなシステムの働きを守り、維持するのに役立っています。

　塩分は私たちの血液や消化液、リンパ液などの体液に溶け込んでおり、その中で細胞内外の体液の圧力（浸透圧）を調整し、細胞のバランスをとっています。中でもナトリウムは、脳からの命令を電気信号として神経細胞に伝える重要な存在。体が酸性になるのを防いだり、消化と吸収を助けたりと、生命維持にはなくてはならないのです。進化の過程で海から陸で生活するようになった人類の祖先は、食べ物からはなかなかナトリウムをとれなかったため、摂取したナトリウムを効率よく体内に残すシステムが発達しました。しかし、現代では食塩やエネルギー過多などの生活習慣のゆがみが食塩感受性に関わる遺伝子の発現を変化させることによって、食塩感受性を強めます。ナトリウムが体内に異常に貯蔵されすぎてしまうのです。

　塩分のとりすぎによって起きる体内のメカニズムは、まだ十分に解明されていません。しかし、とりすぎで血中のナトリウム濃度のバランスが崩れることが、血圧の上昇に関係するのがわかっています。

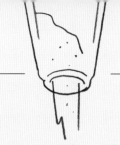

　私たちの体内では、浸透圧が働いて、体液の濃度が一定に保たれています。浸透圧とは、生物の体内で濃さが違うふたつの液体が細胞膜を隔てて接している場合、薄いほうから濃いほうに水分が引っ張られる力のこと。塩分をたくさんとると血液中の塩分濃度が高くなるため、浸透圧の働きで、血管内に体内の水分が多量にとり込まれるようになります。その結果、体内を循環する血液量が増え、細い血管の壁にかかる抵抗が高くなり、血圧が上昇すると考えられています。また、血液量が増えると腎臓の処理能力に負担をかけることになり、腎臓における交感神経系の異常やナトリウム排泄調整機能の異常を引き起こし、さらに血圧を上げてしまうという悪循環に入ります。

　日本人の1日の平均的な食塩摂取量は 9 〜 10g ですが、日本高血圧学会では高血圧治療・予防のために、1日の食塩摂取目標量を 6g 未満と定めています。いきなり半分に抑えるのはむずかしいですが、健康のためにできるだけ減塩を心がけましょう。

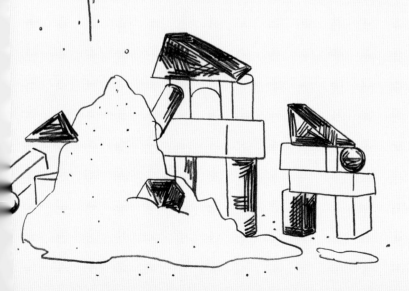

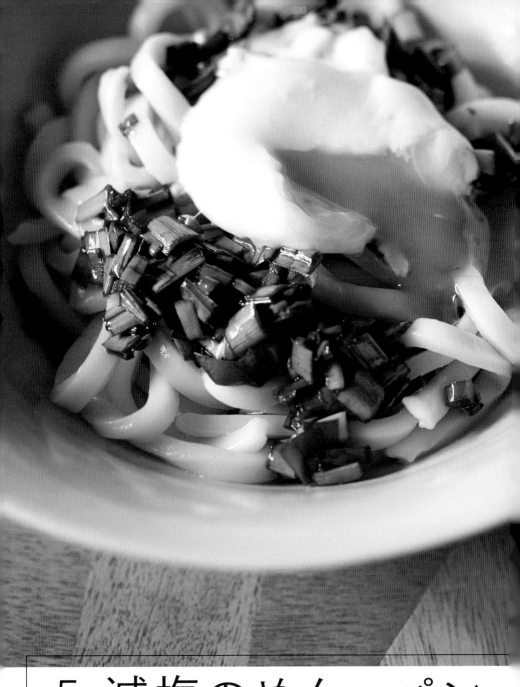

5.減塩のめん・パン

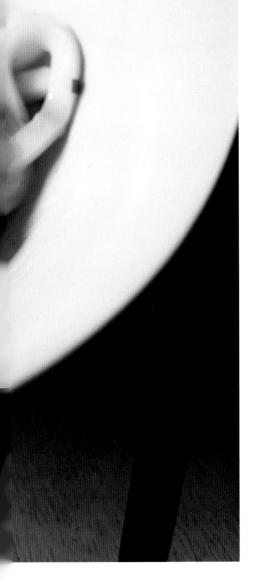

にらだれうどん

材料（2人分）

ゆでうどん —— 2玉
にら —— 1/3束
青ねぎ —— 5本
〈A〉
　黒酢 —— 小さじ2
　めんつゆ（3倍濃縮）—— 大さじ1
　ごま油 —— 大さじ1/2
温泉卵 —— 2個

つくり方

1. にらと青ねぎはそれぞれ1cm幅に切ってボウルに入れる。〈A〉を加えてまぜ、5分ほどおく。

2. うどんは耐熱の器に入れ、ラップをふんわりかける。電子レンジで1玉につき2分加熱し、流水で洗って水けをきり、器に盛る。

3. 1をのせ、温泉卵をのせる。

減塩ポイント

にらのみでは味が強すぎるので、青ねぎと半量ずつに。それぞれに含まれるアリシンという香り成分で、薄味をカバーします。まろやかな酸味と甘みのある黒酢は名脇役。少量で、味に広がりが生まれます。

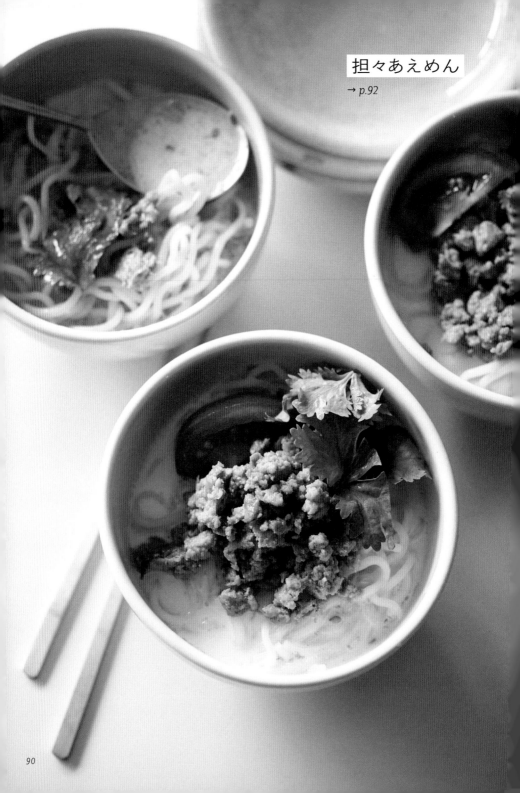

担々あえめん
→ p.92

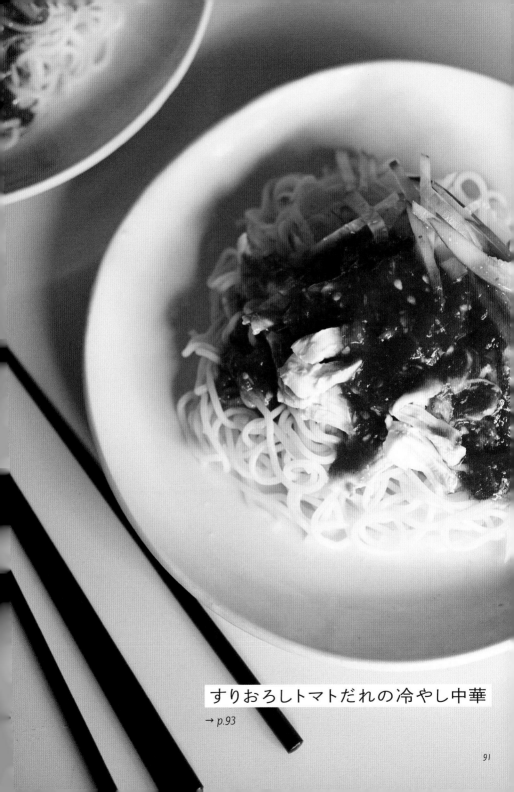

すりおろしトマトだれの冷やし中華

→ p.93

担々あえめん

(1人分)

塩分量 **1.7** g

542 kcal

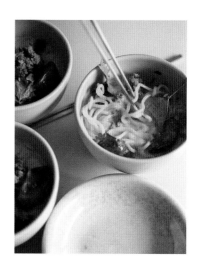

材料 (2 人分)

中華めん ── 2玉

豚ひき肉 ── 100g

ごま油 ── 小さじ1

〈A〉

　みそ ── 大さじ 1/2

　豆板醤 ── 小さじ 1/3

　にんにく (すりおろし) ── 小さじ 1/2

〈B〉

　豆乳 (無調整) ── 1 カップ

　白すりごま ── 大さじ1

　酢、砂糖、中華スープの素

　　── 各小さじ 1

　湯 ── 大さじ1

トマト ── 1/2 個

パクチー ── 適量

つくり方

1. フライパンを熱してごま油とひき肉を入れ、肉の色が変わるまで炒める。〈A〉を加え、中火で1分ほど炒める。

2. 中華めんを袋の表示通りにゆでて水で洗い、水けをよくきる。

3. 〈B〉の中華スープの素は湯でとき、〈B〉の残りの材料を加えてよくまぜる。

4. 器に2を入れて3をかけ、1をのせる。くし形切りにしたトマトと食べやすく切ったパクチーをのせる。

減塩ポイント

ひき肉とみそ、ごまを加えたコクのある豆乳スープはやみつきになるおいしさ。豆板醤のピリリとした辛みとにんにくやねぎの香りも加わって、塩分少なめでも十分満たされます。

すりおろしトマトだれの
冷やし中華

(1人分)

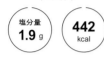

塩分量
1.9 g

442 kcal

材料 (2 人分)

中華めん ── 2玉
トマト ── 1/2 個
ささみ ── 2本
きゅうり ── 1/2 本
〈A〉
　酢 ── 大さじ 1/2
　塩 ── 小さじ 1/4
　砂糖 ── 小さじ 1
　ごま油 ── 大さじ 1
　しょうが (すりおろし) ── 小さじ 1
　オイスターソース ── 小さじ 2

つくり方

1. トマトはすりおろしてボウルに入れ、〈A〉をまぜる。

2. ささみは厚みを半分に開く。鍋にたっぷりの湯を沸かしてささみを入れ、弱火で5分ほどゆでてとり出す。同じ湯で中華めんをゆでて水洗いし、水けをしっかりきる。

3. 器にめんと食べやすい大きさにほぐしたささみを盛る。1をかけ、せん切りにしたきゅうりをのせる。

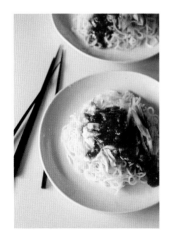

減塩ポイント

トマトをすりおろして作る色鮮やかでフレッシュなたれは、見た目が美しく、うまみも栄養もたっぷり。酢の酸味やオイスターソースのコクで、よりうまみが引き立ちます。

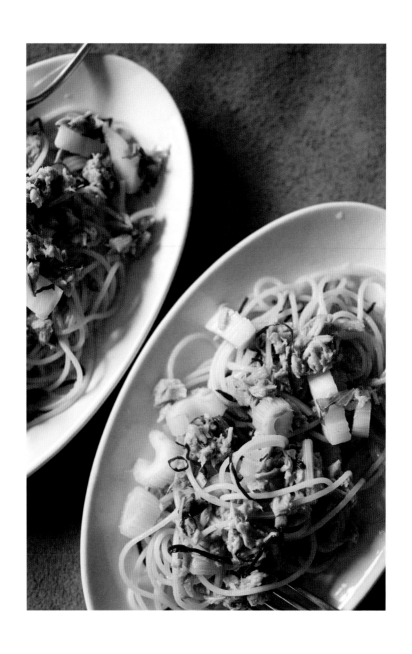

セロリとツナのパスタ　→p.96

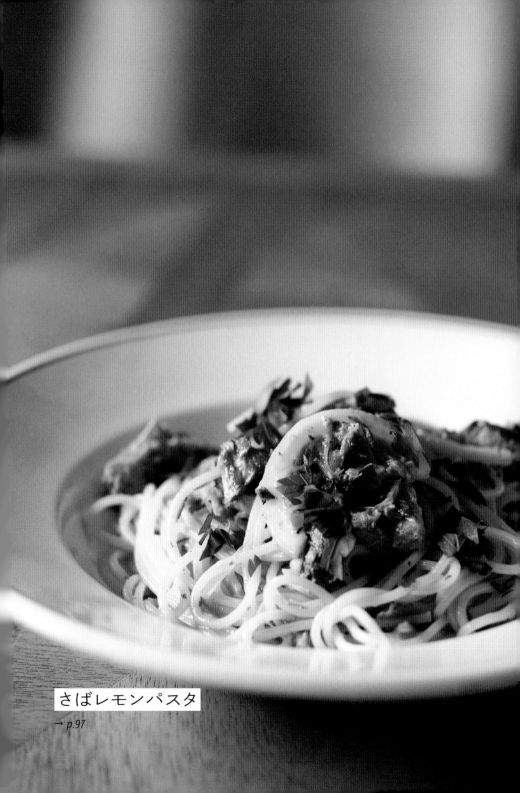

さばレモンパスタ

セロリとツナのパスタ

(1人分)

塩分量 **1.9** g

568 kcal

材料（2 人分）

スパゲッティ —— 160g
セロリ —— 1本
ツナ缶 (油漬け) —— 2缶
塩昆布 —— 5g
にんにく —— 1かけ
赤唐辛子 (輪切り) —— 1/2 本分
塩 —— 小さじ 1/4
オリーブオイル —— 大さじ 1

つくり方

1. 鍋にたっぷりの湯を沸かしてスパゲッティを入れ、表示時間より1分短くゆでる（塩は入れない）。ざるに上げ、湯をきる。

2. にんにくは薄切りにする。セロリは1cm幅に切る。

3. フライパンにオリーブオイルとにんにくを入れる。香ばしく色づいたらツナ缶、塩、セロリ、塩昆布、唐辛子を加えてさっと炒め、火を止める。1を加えてまぜ合わせ、器に盛る。

減塩ポイント

塩分を含んでいないスパゲッティなどのパスタは減塩料理にぴったり。ゆでる際、塩は入れません。塩昆布とツナのうまみに、セロリのさわやかな風味がよく合います。

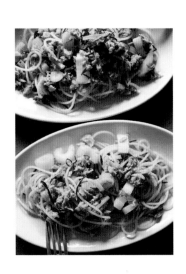

さばレモンパスタ

(1人分)

塩分量
1.8 g

559
kcal

材料 (2 人分)

スパゲッティ —— 160g
さば水煮缶 —— 1缶 (180g)
塩 —— 小さじ 1/3
レモン (輪切り) —— 4枚
にんにく —— 1かけ
赤唐辛子 (輪切り) —— 1/2 本
オリーブオイル —— 大さじ1
イタリアンパセリ —— 適量

つくり方

1. 鍋にたっぷりの湯を沸かしてスパ
   ゲッティを入れ、表示時間より1分
   短くゆでる (塩は入れない)。ざる
   に上げ、湯をきる。

2. フライパンにオリーブオイルと薄切り
   にしたにんにくを入れ、香ばしく色
   づいたらさばと塩を加える。水分が
   半量になったら唐辛子とレモンを加
   え、さっと炒めて火を止める。

3. 1を加えてまぜ合わせ、器に盛る。
   きざんだイタリアンパセリをふる。

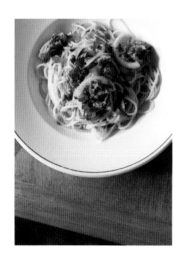

減塩ポイント

うまみの強いさばと相性のいいレモン
でさっぱりしたパスタに。さば水煮缶な
ら、DHAとEPAが手軽にとれるの
がうれしい。レモンの酸味、にんにく
や唐辛子の刺激で味を引き締めます。

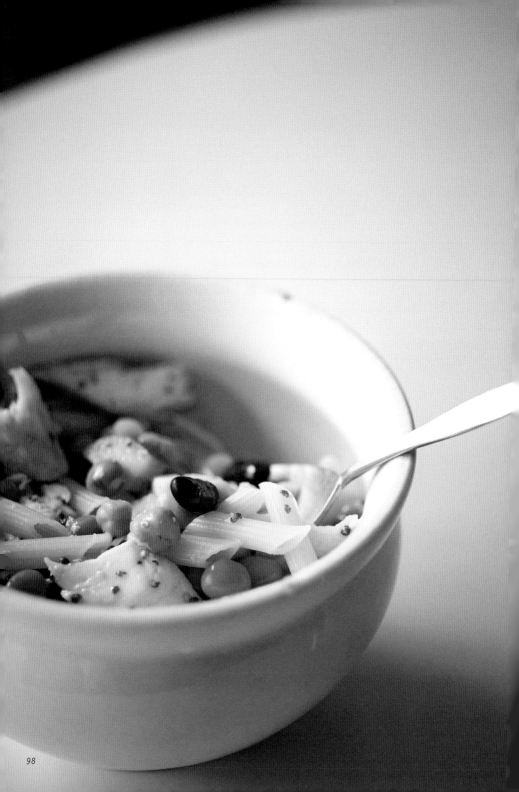

ささみとミックスビーンズの
マカロニサラダ

(1人分)

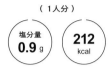

塩分量
0.9 g

212
kcal

材料 (2 人分)

ショートパスタ (3分の早ゆでタイプ)、
　　ミックスビーンズ (食塩無添加)
　　── 各 50g
ささみ ── 2本
塩 ── 小さじ 1/4
酒 ── 大さじ 1
きゅうり ── 1本
粒マスタード、はちみつ、レモン果汁
　　── 各小さじ 1

つくり方

1. ささみは厚みを半分にして耐熱皿に
   並べ、塩と酒をふる。ラップをかけ
   て電子レンジで1分30秒加熱し、
   5分ほどおいてから食べやすい大き
   さにほぐす (出た水分は捨てない)。

2. きゅうりは1cm幅の輪切りにする。
   パスタは3分ゆでてさっと水洗いし、
   水けをきる。

3. 1と2をボウルに入れ、残りの材料
   を加えてまぜる。

減塩ポイント

高たんぱくで低カロリーながら食べご
たえがあるささみ。淡泊な味なので、
粒マスタードの酸味と辛み、はちみつ
の甘みを加えてサラダに。レモンの酸
味によってうまみがぐっと際立ちます。

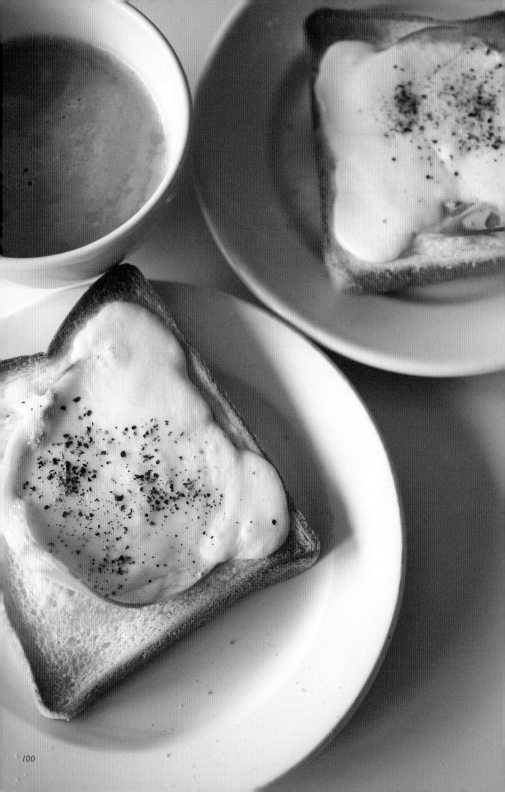

ハムとモッツァレラのトースト

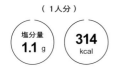

塩分量
1.1 g

314
kcal

材料 (2 人分)

食パン（6枚切り）—— 2枚
ハム —— 2枚
モッツァレラチーズ —— 100g
あらびき黒こしょう —— 少々

つくり方

食パンにハムをのせ、ちぎったモッツァレラをのせる。オーブントースターで4〜5分焼き、こしょうをふる。

減塩ポイント

定番のハムチーズトーストですが、塩分が少ないモッツァレラチーズを使って塩分を抑え、ミルキーなコクと独特の食感を楽しんで。こんがり焼いたパンの香ばしさもポイントです。

しらすトースト

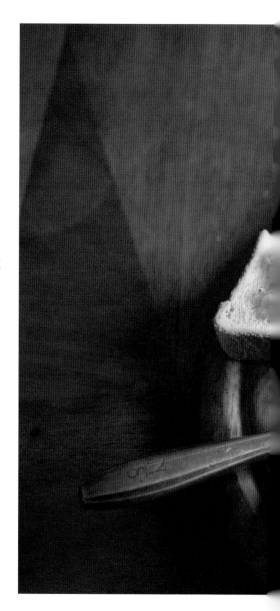

材料（2 人分）

食パン（6枚切り）―― 2枚
しらす干し ―― 大さじ2
マヨネーズ ―― 大さじ1
ローストアーモンド（食塩不使用）―― 8粒
青じそ ―― 3枚

つくり方

1. アーモンドはあらくきざむ。

2. 食パンにしらすと1をのせ、マヨネーズを全体に絞る。オーブントースターで4〜5分焼き、せん切りにした青じそを散らす。

減塩ポイント

しらすのうまみにマヨネーズの酸味とコク、青じその香りをプラス。香り豊かなアーモンドのカリッとした食感もおいしさのうちです。朝食はもちろん、おつまみにもぴったり。

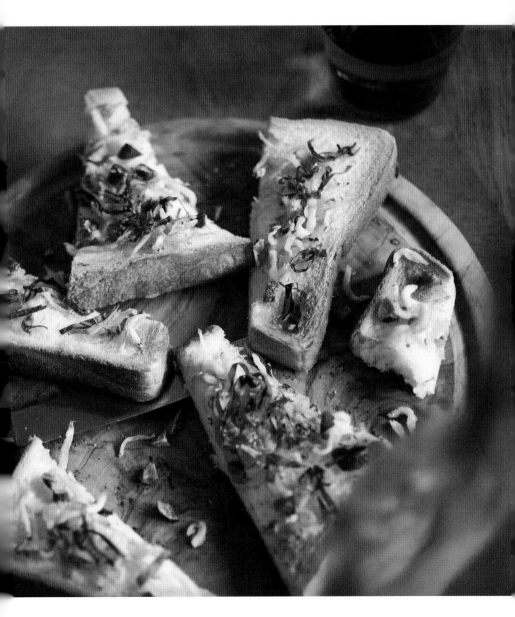

AGEsが血管を老化させる

　動脈の変化は中高年になってから起こるのではなく、10代から徐々に進み、30代になると動脈硬化（動脈の壁が厚くなったり、硬くなったりして働きが悪くなること）が表れるようになります。つまり若いうちから食事や運動などに気をつけることで予防でき、進行を遅らせることができます。

　動脈硬化が進むのには、多くの要素が関与していると思われます。特に血糖値が高い状態が続くことによって起こるさまざまな代謝異常が複雑にからみ合っているといわれ、「糖化」によって形成されたAGEs（終末糖化産物）や活性酸素などによる「酸

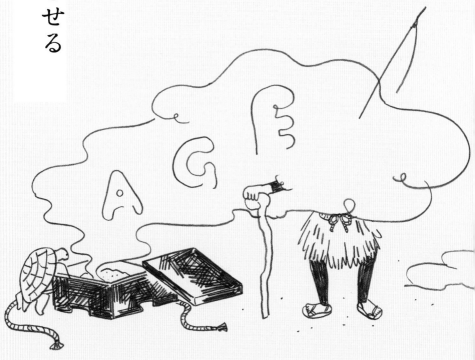

化」、インスリン抵抗性（インスリンの作用が十分に発揮できない状態）などが関わっていると考えられています。

　「糖化」とは、たんぱく質や脂質が糖と結びつくこと。血液中に余分な糖分があると体内のたんぱく質や脂質と結びつき、AGEs を作り出してしまいます。卵料理を例に挙げると、生卵はAGEs が少なく、甘い卵焼きは AGEs が多くなります。卵焼きにこんがりと焦げ目がつくのは、熱により含まれている砂糖が卵のたんぱく質と結びついて変性しているからであり、これが AGEsです。パンやクッキー、ホットケーキでも同じ現象が起きています。摂取した AGEs、体内で形成された AGEs は、肌や脳、あらゆる組織に沈着するようになります。一度沈着した AGEs はなかなか代謝されず、肌は弾力と透明感を失い、しみやくすみができやすくなって、年齢よりぐんと老けた印象になります。脳へ沈着すれば、認知機能の低下などにも影響します。さらに AGEsによって血管が傷つくと、血管壁で炎症が起こり、動脈の硬化、肥厚をひきおこす危険性が高まります。

　若々しく、長生きするためには、できるだけ糖化を起こさないように、食べすぎや糖分のとりすぎに気をつけることも重要です。

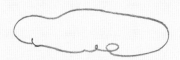

高血圧 Q & A

遺伝やストレスとの関係、外食の際に気をつけたほうがいいこと、食事のとり方や飲酒についてなど、高血圧に関するあらゆる疑問にお答えします。これからの生活に役立ててください。

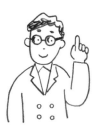

Question

高血圧と診断されたら、何に気をつけたらいい?

Answer

日本人は塩分をとりすぎているといわれています。まずは減塩を試して、血圧が下がったら食塩感受性タイプ(P8〜9参照)。積極的に減塩に努めましょう。同時に、生活習慣の見直しも必要になります。「とりたい栄養素」(P16〜19参照)も意識してとること。また食べすぎに気をつけて肥満にならないようにし、肥満の場合は減量を。体重を1kg減らすと、上の血圧はおよそ1.1mmHg、下の血圧は0.9mmHg低下するといわれています。ほかには食後の適度な運動、十分な睡眠、ストレスの解消、過度な飲酒を避ける、禁煙などを心がけてください。

自覚症状には
どんなものがある?

高血圧は、初期段階では自覚症状がほとんどないといわれています。ただ放置すると血管に負担がかかってもろくなり、動脈硬化が進行。合併症のリスクが高まると、動悸や息切れ、手足のむくみなどの症状が出やすくなります。脳卒中や心筋梗塞、心不全や腎不全などの重大な病気につながるおそれがあるので、注意が必要です。

高血圧は遺伝する?

高血圧になりやすい体質は遺伝することがあります。両親のいずれかに高血圧があると、子どもが発症するリスクは高くなり、その確率は 50 〜 70% といわれています。ただ食事や運動などの生活習慣やストレスの有無などの家庭環境も大きく影響するため、防ぐことは可能です。

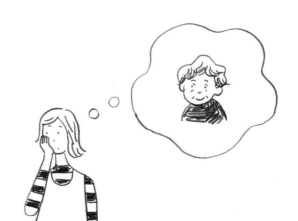

加工食品を食べたいときはどうしたらいい？

Question

Answer

ハムやソーセージ、チーズやかまぼこ、めん類やパン、梅干しや冷凍食品などの加工食品には、相当量の塩分が使われています。できるだけ分量を減らす、減塩のものを選ぶほか、工夫して手づくりすることで抑えましょう。

飲酒は控えたほうがいいの？

Question

Answer

アルコールとりすぎると血圧を上げる作用があるため、適量に。週に何日かは飲まない日も作るようにしましょう。またお酒を飲むと味の濃いものや脂っこいものが食べたくなるため、おつまみや食事の内容には気をつけてください。

意外と食塩が多く含まれている食品は？

Question

Answer

パンは味だけでなく、生地をふくらませるためや保存のために塩分が必要なので、思いのほか食塩が多く使われています。６枚切りの食パン１枚（60g）の塩分量は0.8g、フランスパン60gは1gと、１食分の分量だと1g前後の食塩が含まれているため、減塩の商品を活用して。ちくわやはんぺんなどの練り製品もちくわ１本（35g）の塩分量は0.7g、はんぺん（65g）は1.0gと多め。おでんは煮込むことでだしがしみ込んでおいしくなりますが、その分塩分が加わるので注意が必要です。

外食したいときはどうしたらいい？

外食は味つけが濃いものが多いため、塩分摂取量が増えがち。例えばめん類なら、塩分量の多いスープはできるだけ残して。全部残すと2〜3g減塩することができます。ほかにも漬物は食べすぎない、塩分量の多い料理を知って控える、味つけを確かめてから調味料を使うなども意識しましょう。塩分量が多い食事をとったら翌日は気をつけて調整するなど、無理をしないこともストレスなく減塩を続けるコツ。以下は目安として参考にしてください。

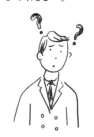

食品名	食塩相当量／カロリー	
塩ラーメン	6.7g ／	444kcal
しょうゆラーメン	5.8g ／	487kcal
みそラーメン	6.2g ／	533kcal
とんこつラーメン	6.3g ／	661kcal
あんかけ焼きそば	3.6g ／	517kcal
チャーハン	2.5g ／	755kcal
ミートソーススパゲティ	4.4g ／	652kcal
ナポリタンスパゲティ	4.8g ／	731kcal
カルボナーラスパゲティ	4.8g ／	870kcal
ハンバーグステーキ定食	3.7g ／	895kcal
エビフライ定食	2.8g ／	550kcal
ステーキ定食	5.0g ／	1062kcal
刺し身定食	4.4g ／	517kcal
あじフライ定食	5.4g ／	900kcal
しょうが焼き定食	5.7g ／	823kcal

食品名	食塩相当量／カロリー	
鶏肉の照り焼き定食	6.1g ／	748kcal
かつ丼	4.2g ／	1179kcal
親子丼	3.8g ／	703kcal
牛丼	3.8g ／	824kcal
ざるそば	2.7g ／	284kcal
とろろそば	2.7g ／	354kcal
天ぷらそば	4.9g ／	564kcal
きつねうどん	5.8g ／	394kcal
カレーうどん	5.3g ／	452kcal
幕の内弁当	3.4g ／	751kcal
唐揚げ弁当	3.4g ／	802kcal
ビーフカレー	3.9g ／	942kcal
タイカレー	3.0g ／	797kcal
肉まん	1.2g ／	260kcal
ピザまん	1.5g ／	225kcal

家の食事で気をつけることは?

Question

Answer

外食を控えて家で食事をする機会を増やすだけでも、減塩に効果的。ふだん食べているものの中で自分で調整できる食塩は約4割で、残りの約6割は食品中に含まれる食塩だといわれています。保存性を高めるためなどの理由で塩分量が多い加工食品ではなく、できるだけ生鮮食品を使い、味つけに工夫することがポイントです。みそ汁などの汁ものは、野菜などの具を多くして、汁けを減らしましょう。食べごたえもアップし、よくかむことで満足感も得られます。よく使う調味料に含まれる塩分量を把握する、計量の習慣をつける、調味料はかけずにつけて食べるなども試してください。レモン、ゆず、すだち、こしょうや香辛料などの薬味を活用するのも有効です。少しずつでも続けることで味覚が変化して、薄味でもおいしく感じられるようになるはずです。

食塩とナトリウムは同じもの?

Question

Answer

食塩はナトリウムと塩素が結合したもので、同じではありません。でもナトリウム量がわかれば、食塩量を計算することができます。食品のパッケージに書かれた栄養成分表のナトリウム量を下記の式に当てはめて計算してみてください。

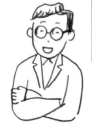

食品相当量（g）＝ナトリウム（mg）×2.54÷1000

ストレスと高血圧の関係は？

自律神経の働きに影響を与えるストレスは、高血圧の大敵。ストレスには気温や湿度などの気候条件、疲労や緊張、睡眠不足などによる「肉体的ストレス」と、さまざまな悩みや怒り、興奮、精神的ショックなどによる「心理的ストレス」があります。どちらの場合も、ストレスを受けると血圧が一時的に上がりますが、これはストレスに対抗するための防御反応といえます。その状態が長期間続くと、ストレスに弱いタイプの人は、慢性的な高血圧の状態になりやすいといわれています。疲れているのに眠れない、食欲がないなどの兆候があったら、ストレッチなどの軽い運動や息抜きをしてストレスを緩和させましょう。

血管をやわらかくする物質 「ＮＯ」って何？

血管内皮細胞から放出されるＮＯ（一酸化窒素）は、血管を拡張させる働きを持ち、血行をよくするためにはなくてはならないもの。簡単な運動をしたり、たんぱく質やビタミンＣなどをとると増やすことができます。ほかにも血栓を作りにくくして血液をサラサラにしたり、血管の炎症や酸化、血管のプラーク（コレステロールのこぶ）の発生も抑えます。抗酸化にも働くため、活性酸素が増えたときは、それを消去するために使われてしまいます。すると血管を広げる作用が弱くなり、血行を滞らせてしまうため、酸化は血管の敵だといえます。

著者 大塚 亮

おおつか医院院長。医学博士。循環器専門医。
オーソモレキュラー・ニュートリションドクター(OND)認定医。大阪市立
大学医学部附属病院循環器内科、ニューヨーク州 Columbia University
Irving Medical Center, NewYork Presbyterian Hospital、西宮渡辺心
臓脳・血管センター勤務を経て、おおつか医院院長に就任。日本内科
学会・日本循環器学会・日本抗加齢医学会に所属。著書に『お医者さ
んと野菜屋さんが推奨したい一生健康サラダ』(共著)、『食事を変えて
ラクラク解決！脱うつレシピ』『お医者さんが薦める免疫力をあげるレシピ
～かんたん美味しくがん＆ウイルス対策～』(以上、三空出版) がある。

協力 ナチュレライフ編集部

「自然の恵みで健康・キレイになる」をテーマに食・コスメ・情報を提供す
るライフスタイルブランド。可能な限り添加物を使用しない健康食品、世
界唯一の天然美容成分配合のコスメをはじめ、医師や農業法人とのコラ
ボレーションによる徹底した高品質な商品を展開。一方で、最新の栄養
学・医療情報をもとにした書籍の編集協力やメディアづくりも
手掛ける等、人生 100 年時代における人々の健康と美容をあ
らゆる面からサポートする。

ナチュレライフ　検索

レシピ・料理制作
近藤幸子

撮影
邑口京一郎

スタイリング
駒井京子

イラスト
須山奈津希

デザイン
野本奈保子 (ノモグラム)

栄養計算
伏島京子

校正
畠山美音

編集
増田綾子

撮影協力
UTUWA
AWABEES

参考文献
『外食・コンビニ・惣菜のカロリーガイド』(女子栄養大学出版部)

血圧が下がる　血管が若返る　血液がサラサラになる

お医者さんが薦める　おいしい減塩レシピ

2021年5月13日初版発行
2022年3月30日第2刷発行

著者　　　大塚 亮
発行者　　川口秀樹
発行所　　株式会社三空出版
　　　　　〒 102-0093　東京都千代田区平河町 2-12-2-6F-B
　　　　　TEL:03-5211-4466　FAX:03-5211-8483
　　　　　https://mikupub.com
印刷・製本　日経印刷株式会社

© Ryo Otsuka 2021　Printed in Japan　ISBN978-4-944063-76-5